Edition Paashaas Verlag

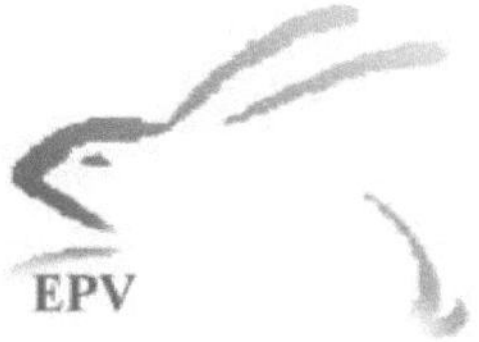

Autor: Alexandra Nau
Originalausgabe: Oktober 2016
Covermotive: Pixabay
Covergestaltung: Michael Frädrich
Lektorat: Harry Michael Liedtke
Printed: BoD GmbH, Norderstedt

www.verlag-epv.de

ISBN: 978-3-945725-85-6

Bitte beachten Sie:
Alle in diesem Buch bereitgestellten Informationen stellen in keiner Weise einen Ersatz für eine Diagnose durch einen Heilpraktiker oder Arzt oder eine Behandlung durch ausgebildete Heilpraktiker, Ärzte und Mediziner dar. Die Informationen dürfen nicht für die eigene Therapieauswahl oder gar für eigene Diagnosen verwendet werden.

Die Deutsche Nationalbibliothek verzeichnet diese Publikation in der Deutschen Nationalbibliografie; detaillierte bibliografische Daten sind im Internet über http://dnb.d-nb.de abrufbar.

Mensch und Gesundheit ganzheitlich betrachtet

Ratgeber Naturheilkunde

Zusammenhänge erkennen – zusammenhängend behandeln

Ursachenforschung, nicht Symptombekämpfung – der ganzheitliche Weg zu mehr Gesundheit

Viele Menschen machen sich kaum oder keine Gedanken darüber, warum sie eine bestimmte Erkrankung bekommen haben oder woher jene kommen könnte, welche Ursache diese Erkrankung hat.
Sie gehen zum Beispiel mit einer Blasenentzündung zum Arzt, bekommen dort ein Antibiotikum, weil der Urinbefund positiv ist. So weit, so gut. Die Blasenentzündung wäre fürs Erste behandelt. Das Antibiotikum metzelt recht schnell alle Bakterien nieder. Doch woher kommt die Blasenentzündung oder warum bekommen manche Menschen immer und immer wieder Blasenentzündungen? Was stimmt mit dem Körper nicht, dass er Bakterien, Viren und Pilzen immer wieder Tür und Tor öffnet? Ein anderes Beispiel – Diabetes. Gerne wird von Seiten der Schulmedizin Metformin oder Ähnliches eingesetzt, um den erhöhten Zucker runterzufahren. Doch warum ist der Zucker so hoch? Natürlich kann man es sich einfach machen und Metformin einnehmen. Doch dann sollte man sich auch über die Nebenwirkungen bewusst sein und dass diese wieder weitere Symptome erzeugen und nach sich ziehen können. Metformin hemmt zum Beispiel die Vitamin-B12-Aufnahme. Vitamin B12 benötigen aber gerade Diabetiker besonders. Es wird für die Nervenfasern beziehungsweise für die Schutzschicht, welche um die Nervenfasern herum liegt, dringend benötigt. Vitamin B12 dient aber auch dafür, um

Stoffwechselendprodukte, wie das Homocystein, einzudämmen und abzubauen.
Ich möchte die schulmedizinischen Behandlungen nicht niederreden. Ich möchte lediglich die Augen öffnen, damit man nicht nur geradeaus guckt, sondern auch mal nach rechts und nach links.
Vielen Menschen könnte es wesentlich besser gehen, wenn sie auch mal nach Alternativen gucken oder eben Ursachenforschung betreiben würden. Und dies vielleicht sogar mit einem Heilpraktiker / einer Heilpraktikerin ihres Vertrauens.

Ihre Alexandra Nau
- Heilpraktikerin

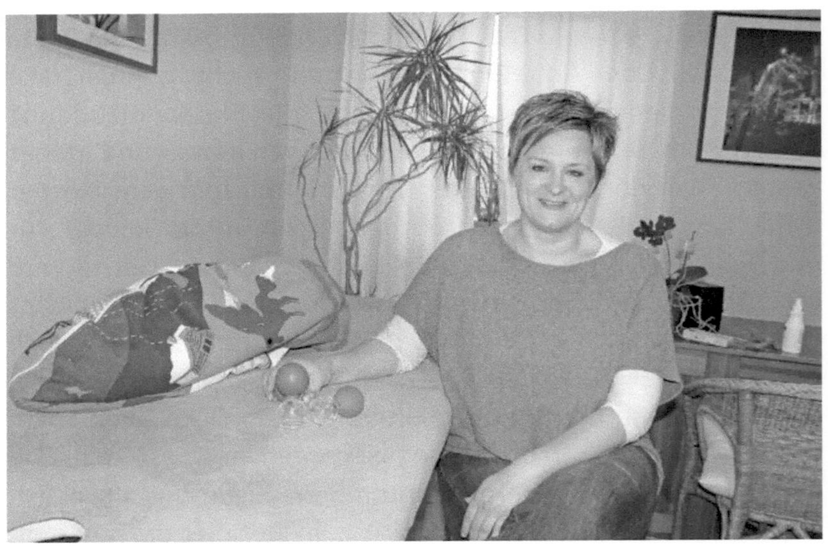

Inhalt:

Vorwort

Mein Name ist Alexandra Nau und ich wurde 1975 in Dortmund geboren. Seit 2003 bin ich mit dem besten Ehemann der Welt verheiratet, ohne dessen intensive Unterstützung ich heute lange nicht da wäre, wo ich bin.
Wir haben einen gemeinsamen Sohn (*2006) und leben seit dessen Geburt in Hattingen. Mein Mann hat zudem zwei erwachsene Kinder sowie ein Enkelkind.

Das Thema Medizin hat mich schon immer interessiert, von Kindesbeinen an. Seit nunmehr zwanzig Jahren arbeite ich daher in einem medizinischen Beruf. Da mich die Schulmedizin aber immer mehr enttäuscht und ich nicht mehr zu 100 % dahinterstehe, habe ich mich 2009 für den Beruf der Heilpraktikerin entschieden.
Bevor ich mich zur Heilpraktikerin weitergebildet habe, habe ich als medizinische Fachangestellte gearbeitet (HNO, Neurologie, Urologie, Innere). Seit 2007, nach Beendigung meiner einjährigen Elternzeit, arbeite ich mit zehn Stunden pro Woche in einer internistischen Praxis in Hattingen.
Von 2009 bis 2011 habe ich dann eine Weiterbildung zur Heilpraktikerin gemacht und vor dem Gesundheitsamt Dortmund mit einer amtsärztlichen Prüfung erfolgreich abgeschlossen.
Seit 2012 arbeite ich nun als Heilpraktikerin. Meine Praxis befindet sich in Velbert-Langenberg. Seit 2015 habe ich zusätzlich, neben der Praxis in Langenberg, einen kleinen, aber feinen Praxisraum in der Hebammenpraxis Luna in Hattingen.

Meine Praxisschwerpunkte liegen in der Behandlung von unerfülltem Kinderwunsch, komplementärer Onkologie, hormonellen Dysregulationen, Allergiebehandlung, akute und chronische Schmerzen, chronische Erschöpfung, Stoffwechselstörungen wie zum Beispiel Kryptopyrrolurie sowie Erkrankungen der Verdauungsorgane.

Die Therapieschwerpunkte in meiner Praxis sind die therapeutische Frauen-Massage, Craniosacrale Therapie, Schröpfen/Schröpfmassage, Blutegeltherapie, Schädelakupunktur, Atlastherapie, Dorntherapie, K-Taping, Mykotherapie. Zusätzlich gebe ich Beckenbodenkurse, Entspannungskurse in Grundschulen sowie Babymassagekurse.

Als Heilpraktikerin ist es mir wichtig, dass wir der Ursache Ihrer Beschwerden auf den Grund gehen und nicht einfach nur Symptome beseitigen oder unterdrücken.

Mit diesem Buch möchte ich Ihnen ein paar alternative Behandlungsmöglichkeiten aufführen, damit eben nicht nur ein Symptom behandelt wird, sondern die Ursache der Erkrankung ausfindig gemacht und behandelt werden kann. Denn das ist der Schlüssel zu mehr Gesundheit.

Die Artikel in diesem Buch stammen alle aus meiner eigenen Feder und wurden ursprünglich für den Newsletter der Naturheilpraxis am Wald geschrieben. Mittlerweile sind es so viele Artikel, dass es schade wäre, wenn sie nicht weiter an die Öffentlichkeit gelangen und vielleicht dem einen oder anderen als Hilfestellung und Blickerweiterung dienen.

Die in diesem Buch aufgeführten Methoden können die Konsultation eines Heilpraktikers oder Arztes nicht ersetzen. Insbesondere bei Fragen zu eventuellen Risiken und Nebenwirkungen sowie zur Anwendung der hier vorgestellten naturheilkundlichen Medikamente und Verfahren wenden Sie sich bitte in jedem Fall an einen Heilpraktiker, Arzt und/oder Apotheker Ihres Vertrauens. Der Autor übernimmt trotz gründlicher und sorgfältiger Recherche keine Haftung für die Richtigkeit und Vollständigkeit der vorgestellten diagnostischen, therapeutischen und/oder präventiven Maßnahmen.

Blasenentzündung – wenn die Röcke wieder kürzer werden

Ich bin in der glücklichen Lage, sagen zu können, dass ich bislang lediglich ein einziges Mal eine Blasenentzündung hatte. Die allerdings war schon ziemlich heftig und gemein. Es war eine Blasenentzündung mit allem, was dazugehört.
Gott sei Dank wurde es, dank pflanzlicher und homöopathischer Unterstützung, schnell besser und die Entzündung gehörte recht bald wieder der Vergangenheit an. Andere aber leiden in regelmäßigen Abständen unter Harnwegsinfektionen.

Die klassischen Symptome einer Blasenentzündung sind ständiger Harndrang und Schmerzen beim Wasserlassen; bei manchen Erkrankten gehören auch Unterleibsschmerzen und Fieber mit dazu.

Eine Blasenentzündung kommt dann zustande, wenn sich Erreger in den Harnwegen vermehren.
Meist sind Darmbakterien, wie zum Beispiel der Escherichia coli, der natürlicherweise im Darm vorkommt, die Ursache.
Bedingt durch den kurzen Weg vom Anus zur Scheide können diese Bakterien an die Harnröhre gelangen und von dort in die Blase aufsteigen.
Bei ausreichender Trinkmenge werden diese ortsfremden Bakterien normalerweise wieder ausgespült. Trinken wir zu wenig und spülen damit unsere Blase und Harnleiter nicht ausreichend, ist der Harnwegsinfekt vorprogrammiert, und

dies vor allem dann, wenn dazu ein Ungleichgewicht der natürlichen Barrierefunktion besteht.
Auch häufiger Geschlechtsverkehr kann Blasenentzündungen begünstigen, ebenso die Benutzung von Intimwaschlotionen und Slipeinlagen.

Das Scheidenmilieu ist normalerweise leicht sauer, hat einen pH-Wert von 3,8 bis 4,5. Wird der pH-Wert verschoben, zum Beispiel durch häufiges Waschen mit falschen Waschlotionen, durch Intimsprays, durch spermizid wirkende Cremes oder durch Antibiotika, kann die Scheidenflora Bakterien nicht mehr abhalten.
Frauen, die sich in den Wechseljahren befinden, leiden ebenfalls häufig unter Harnwegsinfektionen. Bedingt durch den Mangel des Sexualhormons Estradiol, werden die Schleimhautzellen rissig, trocken, porös, der pH-Wert verschiebt sich. Erreger haben nun leichtes Spiel, einzudringen und ihr Unwesen zu treiben.
Patienten, die einen Dauerkatheter tragen oder sich selber regelmäßig katheterisieren müssen, haben auch ein erhöhtes Risiko, Harnwegsinfekte zu bekommen. Der Katheter stellt für die Schleimhäute einen Fremdkörper dar, den er versucht, wieder loszuwerden. Bei der Selbstkatheterisierung wird das Gewebe ständig gereizt, was zur Milieuverschiebung führt.

Aber nicht nur Frauen sind prädestiniert dafür, Blasenentzündungen zu bekommen, auch Männer sind davor nicht geschützt. Bei ihnen liegt es dann zwar nicht an der kurzen Harnröhre wie bei den Frauen, sondern eher an einer möglichen Restharnmenge in der Blase, bedingt durch Prostatavergrößerung. Der Urin verbleibt zu lange in der Blase, Bakterien vermehren sich und können von dort dann auch in die Nieren aufsteigen.

Um dauerhaft Blasenentzündungen vorzubeugen, ist es wichtig, dass die tägliche Trinkmenge von mindestens zwei Litern erfüllt ist.
Daneben sollten immer die Scheiden- und auch die Darmflora intakt sein. Das heißt, übertriebenes Waschen im Intimbereich mit Seife muss unbedingt vermieden werden.
Bei Antibiotikagabe empfiehlt es sich, immer auch zeitgleich ein Präparat einzunehmen, welches die Darmschleimhaut schützt und auch die Scheidenflora in ihrem natürlichen pH-Wert hält. Milchsäure Zäpfchen etwa sind in diesem Zusammenhang tolle und einfache Helfer.

Ist es zu einem akuten Harnwegsinfekt gekommen, bietet uns die Naturheilkunde ein vielfältiges Angebot an natürlichen, pflanzlichen Antibiotika.

Sehr empfehlenswerte Präparate sind zum Beispiel Cystinol akut, Angocin N oder Canephron und Cani plus.
Sie beinhalten Wirkstoffe auf pflanzlicher Basis, die unter anderem antibiotische Wirkung haben.

Cani plus etwa enthält Kürbiskernmehl, Cranberry, Zink, Bio-Acerola und Traubenkernextrakt.
Cranberry und Traubenkernextrakt helfen der Blasenschleimhaut, Bakterien abzuwehren. Zink sorgt für eine Immunsystemstärkung, Bio-Acerola beinhaltet viel Vitamin C und Kürbiskerne stärken die Blasenmuskulatur.

Angocin N® enthält Meerrettichwurzel und Kapuzinerkresse. Diese Pflanzenbestandteile haben eine antibiotische Wirkung und hemmen das Bakterienwachstum, ohne eine Antibiotikaresistenz zu fördern oder andere Bakterienstämme zu schädigen.

Neben der Einnahme phytotherapeutischer Präparate kann man aber auch auf einen Tee zurückgreifen. Der Vorteil dabei ist, dass man Nieren und ableitende Harnwege direkt gut durchspült und die Bestandteile des Tees dennoch vom Körper aufgenommen werden können.

Ein Tee mit Bärentraube hat eine antibiotische und harntreibende Wirkung auf die Blase.
Birkenblätter stärken die Niere und wirken ebenfalls harntreibend. Birkenblätter werden auch gerne bei Rheuma und Gicht eingesetzt.
Kamille hat eine entzündungshemmende Wirkung, wirkt krampflösend und schmerzlindernd.
Cranberrys wirken ebenfalls antibiotisch, haben einen hohen Vitamin C Gehalt und wirken krampflösend auf die Blase ein. Cranberrys sagt man auch nach, dass sie den Alterungsprozess verlangsamen.
Es gibt eine Fülle an Pflanzen, die sich positiv auf die Blase und die Nieren auswirken. Wenn Sie von dauernden Blasenentzündungen gequält werden, dann holen Sie sich Rat beim Heilpraktiker / bei einer Heilpraktikerin Ihres Vertrauens ein. Unerlässlich ist, meiner Meinung nach, die Kombination aus Schleimhautaufbau, Immunsystemstärkung und Blasenstärkung, um dauerhaft Blasenentzündungen zu verhindern.

Bluthochdruck

Unser Blutdruck kann mal hoch, mal niedrig sein. Er unterliegt Tagesschwankungen, die dem täglichen Geschehen entsprechend sind.
Regen wir uns auf oder sind verärgert über irgendetwas, steigt unser Blutdruck. Es wird mehr Blut durch den Körper gepumpt. Sind wir müde, kann der Blutdruck auch schon mal etwas niedriger sein. Bluthochdruck oder auch Hypertonie taucht nicht plötzlich wie aus dem Nichts heraus auf.
Lang anhaltender **Stress**, **verkalkte Gefäße** (Arteriosklerose), **Übergewicht**, **hormonelle Störungen**, **Nierenerkrankungen**, **Schlaf-Apnoe** (Atemaussetzer in der Nacht), **Medikamente**, **Rauchen**, **Schilddrüsenfunktionsstörungen** etc. können den Blutdruck ansteigen lassen. Ein länger anhaltender erhöhter Blutdruck wirkt sich schädigend auf den Organismus aus. Das Herz und die Blutgefäße werden zu stark beansprucht. Das Herz muss seine Pumpleistung stark erhöhen, dadurch kann der Herzmuskel verdicken. Die Zellen werden dann nicht mehr optimal mit Sauerstoff versorgt und gehen zugrunde. Aber auch die kleinen Gefäße in den Nieren und den Augen werden nach und nach zerstört und provozieren so eine Niereninsuffizienz. Eine gestörte Nierenfunktion und Sehverlust sind die Folge dessen. Aber auch das Schlaganfallrisiko steigt enorm.

Es gibt die **primäre Hypertonie** und die **sekundäre Hypertonie**. Unter primärer Hypertonie versteht man, dass keine andere Grunderkrankung dafür ursächlich ist. Die sekundäre Form geht aus einer anderen Grunderkrankung hervor, zum Beispiel aus einer Nierenerkrankung.

Symptome des Bluthochdrucks können sein:
Schwindel, Kopfschmerzen, Nasenbluten, Ohrgeräusche, dauerhafter hochroter Kopf ...

Die WHO definiert einen normalen Blutdruck mit Werten von 120/80, Bluthochdruck hingegen wird ab einem systolischen Wert von über 140 und einem diastolischen Wert von über 90 definiert. Wobei wir hier nicht von einmalig erhöhten Werten sprechen, sondern von dauerhaft erhöhten Werten.

Wie bei jeder Erkrankung gilt auch hier:
Die **Ursachenforschung** sollte an allererster Stelle stehen. Ein blutdrucksenkendes Präparat ist schnell verschrieben und wirkt natürlich auch entsprechend schnell. Aber die Ursache ist damit ja nicht weg.
Wenn am Auto etwas klappert, gehen wir ja auch auf die Suche nach der Ursache und tauschen nicht einfach direkt das klappernde Auto gegen ein neues aus.
Und eben genau so sollten wir es auch mit unserer Gesundheit machen. Läuft etwas im Körper nicht rund, sollten wir auf die Suche nach dem Stolperstein gehen und nicht einfach ein Medikament „einwerfen“, welches lediglich das Symptom behebt, aber nicht die Ursache.
Im Fall des Bluthochdrucks sollten wir also kontrollieren, wie es um den **Stress** steht, dem wir täglich ausgesetzt sind, oder, wenn kein oder kaum Stress vorhanden ist, was dann ursächlich sein könnte. Ernähre ich mich richtig, nehme ich wichtige Nährstoffe und Vitamine zu mir, trinke ich ausreichend? Welche weiteren Symptome weist mein Körper neben dem erhöhten Blutdruck noch auf? Welche Medikamente

werden täglich eingenommen, wie steht es um Nikotin und Alkohol? All das sind wichtige Fragen, die zur Anamnese dazugehören sollten. Aber auch eine weiterführende Diagnostik ist sinnvoll. So sollte der Blutdruck mal über einen längeren Zeitraum gemessen und dokumentiert werden, eine Kontrolluntersuchung der Hormonwerte (Schilddrüsenwerte, Cortisoltagesprofil, Östrogen/Progesteron) sowie eine Blutuntersuchung des Nährstoffhaushalts sind in jedem Fall angebracht, auch ein EKG sollte mal durchgeführt werden.

Ist die **Stressbelastung** dauerhaft erhöht, egal ob beruflich oder privat, sollte diese natürlich dauerhaft reduziert werden. Dies lässt sich zum Beispiel gut über Entspannungskurse herbeiführen. Ganz egal, ob nun progressive Muskelentspannung, autogenes Training, Fantasiereisen oder BrainLight, wichtig ist hier, dass es einem gefällt und sich der erwünschte Effekt der Entspannung und Entstressung auch einstellt.
Haben wir über einen längeren Zeitraum permanent Stress, wirkt sich dies auf unsere Nebennieren und somit auf das Cortisol aus. Wird zu viel **Cortisol** ausgeschüttet, steigt der Blutdruck an, der Blutzucker steigt, das Herz schlägt schneller. Hält diese Belastung weiterhin an, führt dies dazu, dass die Nebennieren erschöpfen. Sie sind dann nicht mehr in der Lage, weiterhin Cortisol zu produzieren. Infolgedessen fühlen wir uns müde, erschöpft, kommen morgens nicht aus dem Bett, der Blutzuckerspiegel fällt ab, unser Immunsystem ist geschwächt. Und damit noch nicht genug. es zieht weitere Ketten nach sich. So kann es aufgrund des geschwächten Immunsystems zur erhöhten Entzündungsneigung kommen, die Allergieneigung wird gefördert, es kommt zu überschießenden Reaktionen des Immunsystems.

Kommt der Bluthochdruck durch **überhöhtes Körpergewicht**, ist eine Ernährungsumstellung unumgänglich. Denn schon ein paar Kilo weniger wirken sich direkt positiv auf den Stoffwechsel, den Cholesterinquotienten, die Blutzuckerwerte und das Homocystein und so auch auf den Blutdruck aus.
Versuchen Sie einfach mal, vier Wochen lang die Kohlenhydrate so gut wie möglich wegzulassen. Ich bin mir ziemlich sicher, dass sich dies positiv auf Ihre Blutzuckerwerte, Ihre Cholesterinwerte und auch auf Ihren Blutdruck auswirken wird.

Liegt eine **Verteilungsstörung der Cholesterinwerte** vor – das heißt, das HDL ist zu niedrig –, kann das überschüssige Cholesterin nicht mehr ausreichend zur Leber transportiert werden. Es bleibt in den Gefäßen liegen und führt dort unter Umständen zu Arteriosklerose. Die Blutgefäße werden starr und verengen sich, der Blutdruck steigt. Hier können unter anderem **Vitalpilze** gute Arbeit leisten. Der **Shiitake-Pilz** zum Beispiel kann sich positiv auf den Cholesterinspiegel auswirken, indem er das HDL-Cholesterin erhöht. Diesen Effekt und zudem eine entzündungshemmende Wirkung zeigt auch der **Reishi**. Außerdem kann der **Reishi** eine Verbesserung der Sauerstoffanbindung erwirken.
Der **Maitake** hingegen sorgt dafür, dass Triglyceride und auch erhöhte Blutzuckerwerte gesenkt werden. So werden Schäden an den Gefäßen verhindert. Der **Auricularia** sorgt für eine optimale Fließeigenschaft des Blutes. Die Bildung von Thrombosen und Durchblutungsstörungen kann so gehemmt werden.
Um den **Homocysteinspiegel** zu regulieren, eignet sich der **Pleurotus** hervorragend. Er enthält Folsäure, Vitamin B6 und Vitamin B12, und eben diese Vitamine braucht der Körper, um

das Homocystein zu senken.

Wer lieber auf **Schüßler-Salze** zurückgreift, der kann dies mit den Salzen Nr. 3 (Ferrum phosphoricum), Nr. 5 (Kalium Phosphoricum), Nr. 7 (Magnesium phosphoricum), Nr. 8 (Natrium chloratum), Nr. 15 (Kalium jodatum), Nr. 16 (Lithium chloratum), Nr. 25 (Aurum chloratum natronatum) versuchen. Welche Schüßler-Salze zu Ihnen persönlich passen, sollte ein Therapeut für Sie ausmachen.

Wer lieber auf ein Komplexmittel zurückgreifen möchte, kann – ebenfalls nach Rücksprache mit einem Therapeuten – zum Beispiel **Homeo-orthim®** -Tabletten rezeptieren lassen. Homeo-orthim® ist ein homöopathisches Mittel zur unterstützenden Behandlung bei Bluthochdruck. Die darin enthaltenen homöopathischen Bestandteile regulieren den Blutdruck, indem sie herzkraftstärkend wirken und die Weite der Blutgefäße auf natürliche Weise regulieren.

Pflanzlich lassen sich Mistel, Lavendel, Weißdorn, Melisse einsetzen. Weißdorn gilt als herzkraftstärkende Pflanze, Mistel wird gerne bei Kreislaufbeschwerden, Kopfschmerzen und Schwindel eingesetzt. Lavendel und Melisse haben eine beruhigende Wirkung. Diese Heilpflanzen lassen sich gut in Tropfenform, aber auch als Tee einsetzen.
Wie weiter oben schon erwähnt, ist es auch sinnvoll, immer mal kontrollieren zu lassen, wie es um bestimmte **Nähr- und Vitalstoffe** im Körper steht. Wichtig wären hier Natrium und Kalium, Calcium und Magnesium sowie Q10. Wichtig sind aber auch Aminosäuren wie Arginin, Taurin, Cystein. Ihre positive Wirkung auf den Blutdruck wurde in verschiedenen Studien nachgewiesen.

Bei knapp 5 bis 10 % der Bluthochdruckpatienten ist ein gestörter Hormonstoffwechsel ursächlich – durch eine **Östrogendominanz** zum Beispiel. Das Östrogen verstärkt die Hormone, die den Blutdruck steuern. Das Verhältnis Östrogen/Progesteron sollte daher ausgewogen sein, damit alle weiteren Hormone reibungslos miteinander arbeiten können.

Wenn auch Sie unter Bluthochdruck leiden, lassen Sie sich von einem Heilpraktiker Ihrer Wahl und Ihres Vertrauens beraten, welche alternativen Möglichkeiten Sie haben.

Die Cholesterin-Hysterie

Cholesterin ist für viele *das* Wort, welches erst einmal ein ungutes Gefühl auslöst. Es ist negativ behaftet und wird direkt mit Begriffen wie fett, krank, Herzinfarkt, Arteriosklerose, Eier, Butter und so weiter in Verbindung gebracht.
Doch ist Cholesterin wirklich so böse und schlecht, wie es ihm nachgesagt wird? Cholesterin ist eine unverzichtbare Substanz, die der Körper unbedingt benötigt um Zellmembranen aufzubauen und Zellen zu reparieren, um Hormone und Gallensäure bilden zu können. Ohne das „böse" Cholesterin wäre dies nicht möglich.

Etwa drei viertel des Gesamtcholesterins bildet der Körper selbst, der Rest wird über die Nahrung aufgenommen. Nehmen wir über die Nahrung zu viel Cholesterin auf, drosselt der Körper selbstständig die eigene Cholesterinproduktion.
Da Cholesterin zu den Fetten/Lipiden gehört und wasserunlöslich ist, braucht es ein spezielles Taxi, um im Blut transportiert werden zu können. Erst wenn es in das Spezialtaxi eingestiegen ist, kann Cholesterin durch das Blut fließen. Vor dem Einstieg in das Taxi gehörte Cholesterin den Sterinen an, nach dem Einstieg den Lipoproteinen (eine Kombination aus Fett und Eiweiß). Dieses Taxi transportiert indes nicht nur das Cholesterin, sondern auch Vitamine.

Lipoproteine werden unterteilt in:
- **LDL**
- **HDL**
- **VLDL**

Das LDL-Cholesterin (**L**ass**D**as**L**ieber, das vermeintlich schlechte Cholesterin) transportiert Cholesterin von der Leber ins Gewebe und in die Körperzellen.

Das HDL-Cholesterin (**H**ab**D**ich**L**ieb, das vermeintlich gute Cholesterin) transportiert das Cholesterin vom Gewebe und den Zellen zurück in die Leber.

Findet sich ein unausgewogenes Verhältnis von HDL und LDL wieder, verbleibt zu viel vom LDL an und in den Gefäßen und lagert sich dort unter Umständen ab.

VLDL ist in erster Linie dafür zuständig, die Triglyceride zu transportieren.

Unser Körper benötigt Cholesterin unter anderem, um lebenswichtige Vitamine und Hormone bilden zu können.
ZUM BEISPIEL: **Vitamin D** – es wird benötigt, um Kalzium und Phosphor für den Knochenaufbau und Knochenerhalt bereitzustellen. In der Leber wird eine Vorstufe des Vitamins D aus Cholesterin gebildet.

Hormone wie zum Beispiel Progesteron, Testosteron, Östrogen, Cortisol werden aus Cholesterin gebildet.

Die **Myelinscheiden** unserer Nervenfasern bestehen aus Cholesterin. Ohne Cholesterin könnten sich unsere Nervenfasern nicht regenerieren.

Gallensäure dient der Fettverdauung und der Fettresorption. Ein Mangel an Gallensäure erhöht das Risiko, Gallensteine zu bekommen. Unverdaute und unaufgespaltene Fette führen zu fettigen, schmierigen Stühlen, zu Gasbildung, Durchfall und Völlegefühl.

Mittlerweile bekommt so ziemlich jeder Patient von seinem Hausarzt sogenannte Lipidsenker verordnet. Liegt der Cholesterinwert über der (von der Pharmaindustrie gesetzten) 200mg/dl Grenze, wird direkt der Rezeptblock gezückt.
Die Cholesterinwerte werden im Rahmen der Vorsorgeuntersuchung bestimmt. Wichtig ist, dass nicht nur das Gesamtcholesterin bestimmt wird, sondern auch HDL, LDL und die Triglyceride. Denn nur wenn alle Werte vorhanden sind, kann der Quotient aus LDL und HDL bestimmt werden. Liegt der Quotient unter drei, ist die Höhe des Gesamtcholesterins auch dann in Ordnung, wenn er die Laborgrenze deutlich überschritten hat. HDL und LDL sollten sich also immer in Waage halten.
Wer zur Blutabnahme bestellt ist, sollte beachten, dass zwölf bis vierzehn Stunden vor der Blutabnahme nichts mehr gegessen wird und zwei bis drei Stunden vorher keiner schweren körperlichen Aktivität nachgegangen wird. Denn eine Erhöhung der Aktivität erhöht auch die Cholesterinproduktion.

1976 galt ein Wert bis 300mg/dl als tolerabel. 1993 wurde dieser Normwert auf 250mg/dl gesenkt, 1998 wurde der Wert dann noch einmal auf 200mg/dl korrigiert. Somit war, „dank“ der Pharmaindustrie, plötzlich so ziemlich jeder Patient behandlungsbedürftig. Das Geschäft mit den Lipidsenkern hat der Pharmaindustrie volle Geldbeutel gebracht, und so war es nur naheliegend, die Werte so weit runterzusetzen, dass fast jeder eine ärztliche Rechtfertigung für einen Lipidsenker hatte.

Die Hysterie, die um die Cholesterinwerte entstanden ist, ist also durch die Pharmakonzerne geschürt und aufrecht gehalten worden. Auch heute noch wird fast jeder, der einen Cholesterinwert von knapp über 200mg/dl hat, direkt mit einem Rezept für Statine versorgt.
Dabei sind die Nebenwirkungen, die diese Statine aufweisen, nicht gerade unbeachtlich: Muskel- und Gelenkschmerzen, eine gestörte Aufnahme von Q10, Vitamin B12 und Selen, daraus resultierende Müdigkeit, Kraftlosigkeit, Antriebslosigkeit.

Wie schon oben erwähnt, kommt es nicht auf das Gesamtcholesterin an, sondern auf den Quotienten, welcher sich aus LDL und HDL errechnen lässt. Wer seine HDL-Werte erhöhen möchte, kann dies zum Beispiel durch **Sport** tun. Studien haben nachgewiesen, dass regelmäßiger Ausdauersport den HDL-Wert um 10 % anheben kann.
Auch eine **gesunde Leber** trägt zu einem verbesserten Quotienten bei. Artischocke und Mariendistelpräparate helfen dabei. Eine fettarme und alkoholfreie Ernährung begünstigt ebenfalls die Erhaltung einer gesunden Leber.
Da Cholesterin vorwiegend in der Leber produziert wird, ist es naheliegend und sinnvoll, ihr regelmäßig etwas Pflege und Wartung zu gönnen. Denn nur so kann sie weiterhin ihren vielen wichtigen Aufgaben nachkommen.

Die Leber produziert nicht nur das Cholesterin beziehungsweise drosselt die Produktion, wenn über die Nahrung mehr Cholesterin als benötigt zugeführt wird, sie ist das **zentrale Stoffwechselorgan** schlechthin. Sie ist ein großes **Entgiftungsorgan**, speichert Nährstoffe und Vitamine und setzt diese bei Bedarf frei. Die Leber leitet Stoffwechselendprodukte an die Nieren und an die Gallenflüssigkeit weiter, **produziert Hormone** und **bildet Aminosäuren** für die Eiweißsynthese. Sie **neutralisiert das giftige Ammoniak** und bildet es in Harnstoff um. Die Leber produziert Gerinnungsfaktoren und ist an der Regulation des **Säure-Basen-Haushalts** beteiligt.

Aber zurück zum Cholesterin: Werden höhere Werte in der Blutuntersuchung nachgewiesen und ist der errechnete Quotient über drei bis vier, können eine Schilddrüsenunterfunktion, Diabetes mellitus, anhaltender Stress, übermäßiger Alkohol-/Nikotinkonsum und Übergewicht schuld daran sein.

Liegen die **Triglyceridwerte**, gebildet aus überschüssigem Alkohol und Zucker, weit über der Norm, kann das ein Anhaltspunkt dafür sein, dass zu viele Kohlenhydrate aufgenommen werden oder die Kohlenhydratverwertung gestört ist. Hohe Triglyceridwerte können auch ein Hinweis auf eine Insulinresistenz sein. Bei der Insulinresistenz reagieren die Zellen nicht mehr ausreichend auf das Hormon Insulin. Der Grundstein für Diabetes mellitus wird damit gelegt.
Medikamente wie Cortison, die Pille und bestimmte Entwässerungsmittel können ebenfalls den Wert erhöhen.

Manchen Menschen sieht man die Fettstoffwechselstörung sogar an. Bei ihnen lagern sich Plaques in der Haut und in den Augen ab. Ein weißlicher Ring um die Pupille (Arcus senilis), kleine, symmetrische, knötchenförmige Erhebungen an den Augenlidern (Xanthelasmen) oder gelbliche Ablagerungen in den zur Nase gelegenen Skleren (Weiß der Augen) zeigen die Fettstoffwechselstörung an.

Wer gerne, neben Sport, etwas für eine gesunde Leber und eine optimale Verteilung von LDL und HDL machen möchte, kann dies zum Beispiel über Schüßler-Salze, Heilpilze und Heilkräuter tun.

Schüßler-Salze:

Nr. 3 – Ferrum phosphorium D12:
verbessert die Sauerstoffanbindung und steigert so die Leberfunktion.
Nr. 6 – Kalium sulfuricum D6:
steigert den Fettstoffwechsel und regt die Leber zur Entgiftung an.
Nr. 9 – Natrium phosphoricum D6:
säureregulierend, steigert den Fettstoffwechsel, unterstützt die Entgiftung.
Nr. 10 – Natrium sulfuricum D6:
unterstützt die Verdauungsorgane sowie die Ausscheidungsorgane, hat eine entgiftende Wirkung.
Nr. 17 – Manganum sulfuricum D12:
hält die Gefäße elastisch, senkt die Freisetzung von Histamin.
Nr. 27 – Kalium bichromicum D12:
unterstützt und reguliert den Fettstoffwechsel, unterstützt die Leber bei der Regulation der Cholesterinproduktion, verstärkt das Sättigungsgefühl

Heilpilze

Reishi:
reguliert die Cholesterinproduktion, wirkt leberregenerierend, blutreinigend und entgiftend

Shiitake:
beschleunigt den Cholesterinabbau zugunsten des HDL. Erhöht den Abbau von Cholesterin aus den Gefäßen, wirkt entzündungshemmend und beeinflusst so die Gefäße positiv. Auch die Leberfunktion wird verbessert

Maitake:
senkt Triglyceride, verhindert das Absinken des HDL, unterstützt und fördert den Plaque-Abbau in den Gefäßen

Pleurotus:
senkt den Homocysteinspiegel

Da Stress den Cholesterinspiegel ansteigen lässt, hat sich hier der **Cordyceps** besonders bewährt.
Wie schon erwähnt, werden aus dem Cholesterin Hormone hergestellt. Cortisol ist eines dieser Steroidhormone/ Stresshormone.
Alles, was für den Körper Stress darstellt – wie zum Beispiel Operationen, geistig und körperlich anstrengende Arbeit, Krankheit, psychische Belastung, Krankheit – erhöht die Cortisolproduktion und so auch die Cholesterinproduktion. Wird dieser durch genannte Stressoren erhöhte Cholesterinspiegel durch Statine gesenkt, kann nicht

ausreichend Cortisol hergestellt werden. Leistungsfähigkeit und Fruchtbarkeit sinken, der Körper wird schlapp, schwach und krank. Das Immunsystem kann seiner Arbeit nicht mehr im vollen Umfang nachkommen.
Hormonelle Verschiebungen, Elektrolytverschiebungen, mangelnde Stressresistenz, ein gestörtes Immunsystem sind die Folgen.

Erhöhte Trigylceride lassen sich gut durch den **Maitake** und den **Coprinus** regulieren. Sie wirken regulierend auf die Insulinrezeptoren.

Heilkräuter

Artischocke:
leberschützend und -regenerierend, verdauungsfördernd, gallefördernd, den Blutzucker senkend. Löst Cholesterinablagerungen

Löwenzahn:
stärkt Leber und Galle, regt die Verdauung an, wirkt der Arteriosklerose positiv entgegen

Ehrenpreis:
regt die Gallensekretion an und somit auch den Cholesterinabbau.

Verwenden Sie **ungesättigte Fettsäuren** wie zum Beispiel Leinöl, Distelöl und Sojaöl.

Zum **Würzen** eignen sich hervorragend Knoblauch, Zimt, Oregano, Petersilie, Kurkuma, denn diese Kräuter nehmen positiven Einfluss auf die Cholesterinwerte.
Auch Bitterstoffe sind gut für die Fettverdauung.

Wer sich ganz individuell beraten und betreuen lassen möchte, um einen auf sich zugeschnittenen Therapieplan zu erhalten, der sollte sich an den Heilpraktiker seines Vertrauens wenden.

Depressionen

Die Depression ist eine der am häufigsten gestellten psychischen Diagnosen. Von ihr sind mehr Frauen als Männer betroffen.

Symptom der Depression kann gedrückte Stimmung, Antriebs- und Lustlosigkeit sein, fehlendes Empfinden von Freude und Gefühllosigkeit. Betroffene fühlen sich als Versager, geben sich gerne an allem die Schuld, leiden unter Schlafstörungen, haben Selbstmordgedanken und -absichten. Es fehlt der Blick für die schönen Dinge im Leben. Oft gesellen sich noch körperliche Beschwerden wie Brustenge, Herzbeschwerden, Panikattacken, Appetitlosigkeit oder „Fress"-Attacken mit starker Gewichtszunahme dazu.

Entstehen Depressionen aus Krankheiten oder körperlichen Aspekten heraus, ist die Ursache meist schnell gefunden, auch die Behandlung gestaltet sich dann wesentlich einfacher. Körperliche Ursachen einer Depression lassen sich zumeist klar verifizieren. Eine solche seelische Störung kann zum Beispiel nach Unfällen, nach Schlaganfällen mit Lähmungen und Sprachstörungen, nach der Entbindung / im Wochenbett, durch Schilddrüsenfehlfunktionen, durch Vitaminmangel, durch chronische Schmerzzustände, durch hormonelle Dysbalancen und auch durch Lebensmittelunverträglichkeiten auftreten.

Zielführend sollte es hier sein, die Ursache zu beseitigen und nicht nur einfach das Symptom medikamentös zu unterdrücken. Durch eine Blutabnahme, eine Stuhlunter-suchung und/oder einen Hormonspeicheltest lässt sich unter

Umständen schnell ausmachen, wo die Therapie ansetzen sollte.

Liegt die Ursache im seelischen Bereich, braucht es in der Regel viele Gespräche, um dem Auslöser auf den Grund zu kommen. Hier ist es wichtig, dass der Patient Vertrauen zu seinem Therapeuten hat und regelmäßig Gesprächstermine wahrnimmt. Nicht selten muss bei der Analyse bis ins Kindesalter zurückgegangen werden. In einigen Fällen macht es Sinn, auch Gespräche mit Familienangehörigen zu führen. Leider haben die Psychotherapeuten wahnsinnig lange Wartezeiten (sechs bis acht Monaten), daher empfiehlt es sich, auch mal bei den Heilpraktikern für Psychotherapie anzufragen. Leider gilt das Thema Depression immer noch als negativ behaftetes Tabuthema. Für Gesunde ist eine Depression keine greifbare Krankheit. Man kann dem Erkrankten nicht ansehen, dass er unter Depressionen leidet, es ist keine nach außen sichtbare Krankheit wie zum Beispiel ein Armbruch oder Windpocken. Oft ernten Erkrankte Sprüche wie „Jetzt reiß dich mal zusammen", werden als Simulanten abgestempelt oder wie jemand, der einfach nur Aufmerksamkeit möchte. Doch jemand, der unter Depressionen leidet, kann sich nicht einfach zusammenreißen, und alles ist wieder normal. Depressive Menschen kommen meist nicht mehr von allein aus ihrem Tief heraus. Sie brauchen Hilfe und Verständnis. Hilfe und Verständnis durch Angehörige, Freunde und durch gute Therapeuten. In besonders schweren Fällen ist eine stationäre Therapie oftmals unumgänglich. Der Patient lernt seinen Alltag so zu strukturieren, dass er ihn gut bewältigen kann, ohne wieder in alte Verhaltensweisen zurückzufallen.

Unterstützend zur psychotherapeutischen Behandlung bietet die Naturheilkunde ebenfalls gute und sinnvolle Hilfe.

Die **Spagyrik** zum Beispiel: Spagyrische Mittel haben sowohl

im seelischen als auch im körperlichen Bereich ihren Wirkort. Metalle und Pflanzen werden, entsprechend ihrer Signatur, aufbereitet und verwendet. So steht die Sonne als Planet für Aufhellung und Kräftigung, während dem Mond eine kühlende und beruhigende Wirkung zugesprochen wird.
Aber auch **ätherische Öle** lassen sich hervorragend einsetzen. Lavendel, Melisse, Orangenblüte, Rose, Johanniskraut ... Um nur einen Teil zu nennen. Die Öle können zur Massage eingesetzt werden, für eine Duftlampe, als Badezusatz, als Riechfläschchen oder in Form von Kräutern für einen stimmungsaufhellenden Tee.
Studien zufolge gibt es einen Zusammenhang zwischen der **Ernährung** und der Depression. Oft essen wir unbedacht und viel zu viele Fertigprodukte. Wichtige Nährstoffe werden nicht aufgenommen, zu viele künstliche Stoffe zugeführt. Ein Mangel an essenziellen Nährstoffen wirkt sich negativ auf unser psychisches Gleichgewicht aus. Auch eine nicht intakte **Darmflora** kann sich auf die Psyche auswirken. Auch hier gehen wichtige Nährstoffe verloren, wenn der Darm, bildlich gesprochen, lückenhaft ist wie ein Sieb.
Wer also unter Depressionen / depressiven Phasen leidet, sollte auf jeden Fall mal den Nährstoffstatus und die Darmflora kontrollieren lassen.
Die Bildung von Serotonin, Dopamin, Melatonin ist abhängig von aktivem Vitamin B6. Liegt ein **Mangel an aktivem B6** vor, kann es zu gesteigerter Reizbarkeit, Panikattacken, Angststörungen, Depressionen und Psychosen kommen. Auch mangelnde Stresstoleranz kann ein Zeichen eines Mangels sein. Viele Stoffwechselvorgänge sind vom aktiven Vitamin B6 abhängig. Liegt ein Mangel vor, bricht das System zusammen. Die Folgen sind neben den aufgeführten Symptomen Haarausfall, Kopfschmerzen, Magen-Darm-Störungen, Immun-

schwäche, Konzentrationsstörungen, Hauterscheinungen, Anämie, hormonelle Störungen ... Aber auch die Aufnahme von Zink, Magnesium, Chrom und Mangan ist gestört. Damit das Hormonsystem ordnungsgemäß arbeiten kann, benötigen die Hormonrezeptoren aktives B6. Dies gilt auch für die Schilddrüse.

Menschen, die viel Stress haben, haben auch einen erhöhten Verbrauch von Zink und Magnesium.

Zink benötigt der Körper unter anderem für das Immunsystem, die Zellteilung, das Hormonsystem und Nervensystem. Patienten mit Zinkmangel leiden häufig unter Depressionen, Psychosen, struppigen Haaren, Akne, Verhornungsstörungen der Haut. Ein Zinkmangel kann unter anderem durch eine gestörte Darmflora entstehen, durch bestimmte Medikamente (Abführmittel, Entwässerungsmittel, Magensäurehemmer...), durch regelmäßigen Alkoholmissbrauch, durch Fehlernährung etc.

Magnesium benötigen wir, um eine optimale Regulation der Erregungsleitung in den Nervenzellen und Muskelzellen zu gewährleisten. Patienten mit Magnesiummangel leiden oftmals unter Muskelkrämpfen, gesteigerter Nervosität und Reizbarkeit.

Vitamin B12 ist an der Synthese von Hormonen und Neurotransmittern beteiligt sowie an der Energiegewinnung in den Körperkraftwerken, den Mitochondrien. Die Einnahme bestimmter Medikamente hemmt die B12-Aufnahme und führt langfristig zu einem Mangel.

Symptome eines Vitamin-B12-Mangels können sein: Stimmungsschwankungen, Blutarmut, Nervenschmerzen, Nervosität, Depressionen, Schwäche ...

Vitamin D hat ebenfalls einen enormen Einfluss auf die Psyche. Viele verbinden Vitamin D mit Knochen, Osteoporose etc.,

aber es ist auch für unsere Nerven und die Stimmung zuständig, dies haben Studien nachgewiesen. Um herauszufinden, ob ein Mangel vorliegt und in welchem Ausmaß, ist eine Blutabnahme unabdingbar. Je nach Ausprägung reicht es dann eben auch nicht mehr einfach nur, die Arme der Sonne entgegenzurecken.
Ein **Mangel an Aminosäuren** (zum Beispiel Tryptophan) wirkt sich auf die Psyche aus. Tryptophan hat Wirkung auf den Serotoninhaushalt. Ein Aminosäuremangel kann unter anderem Depressionen und Angststörungen auslösen.

Der Fokus sollte aber nicht nur auf den Vitaminen, Nährstoffen und Aminosäuren liegen.
Auch **hormonelle Dysbalancen** (vielleicht sogar als Folge eines Nährstoffmangels) nehmen Einfluss auf die Psyche. Ein **Hormonspeicheltest** weist schnell und unkompliziert darauf hin, ob ein Defizit oder ein ausgewogenes Verhältnis der Hormone vorliegt, ob das Verhältnis von Östrogen und Progesteron ausgewogen oder unausgewogen ist.
Stimmungsschwankungen, Reizbarkeit und Depressionen können zu jederzeit des Zyklus auftreten und sind nicht nur Zeichen beginnender Wechseljahre.
Die Schilddrüse und die Psyche stehen ebenfalls in Zusammenhang. Nicht selten haben Patienten mit einer Schilddrüsenstörung Depressionen. Patienten mit einer Überfunktion der Schilddrüse sind oft gereizt, ungeduldig, rastlos, leiden unter Angst- und/oder Panikattacken. Patienten mit einer Unterfunktion der Schilddrüse leiden hingegen oftmals unter Antriebslosigkeit, Gewichtszunahme, trockener Haut, allgemeine Verlangsamung und sozialem Rückzug. Eine Schilddrüsenstörung kann indirekt auch durch hormonelle Störungen ausgelöst werden. Liegt eine Östrogendominanz vor,

hemmt dies die Wirkung der Schilddrüsenhormone.
Sekundäre Depressionen – also Depressionen, welche durch Erkrankungen ausgelöst werden – lassen sich mit der richtigen Therapie gut behandeln. Hierfür können, wie aufgeführt, Vitamine und Mikronährstoffe eingesetzt werden. Liegt es an den Hormonen oder der Schilddrüse, kann auch hier eine entsprechende Therapie eingeleitet werden.
Behandelt werden kann zum Beispiel mit **Vitalpilzen**.
Der **Cordyceps** stärkt die Nierenenergie und gibt Kraft und Antrieb.
Der **Reishi** reguliert das Stressempfinden, wirkt nervenstärkend, lindert Schmerzen und regt den Leberstoffwechsel an.

Auch **Schüßler-Salze** können gut begleitend eingesetzt werden.
Hier eignen sich die Salze
Nr. 5 Kalium phosphoricum (Nerven, Nervosität, Schlafstörungen),
Nr. 6 Kalium sulfuricum (Sauerstoffanbindung an die Zelle),
Nr. 7 Magnesium phosphoricum (Nerven, Schmerzen, Krämpfe),
Nr. 14 Kalium bromatum (Schilddrüse),
Nr. 15 Kalium jodatum (Schilddrüse),
Nr. 17 Manganum sulfuricum (Leistungsfähigkeit, Schwäche, Müdigkeit),
Nr. 22 Calcium carbonicum (Schwäche, Lebensunlust) sehr gut.

Präparate, die **Q10** enthalten, sind wichtige Energielieferanten für unsere Zellen. Q10 hilft uns in stressigen Zeiten, diesen standzuhalten und Müdigkeit zu verringern. Die Firma Orthim bietet hierfür passende Präparate. Die Einnahme sollte immer mit einem Therapeuten abgesprochen werden.

Diabetes mellitus

Diabetes ist eine Stoffwechselerkrankung, die den Zuckerstoffwechsel betrifft.
Bedingt durch Ernährungsfehler – Fast Food, Softdrinks, einseitige, kohlenhydratreiche Ernährung – kommt es zu einem Überangebot an Zucker im Blut. Dieser kontinuierlich hohe Blutzuckerspiegel zwingt die Bauchspeicheldrüse dazu, immer mehr Insulin auszuschütten, um den Blutzucker zu regulieren. Eine Zeit lang gelingt dies dem Insulin auch noch, dann setzt aber bei vielen die sogenannte Insulinresistenz ein. Das heißt, die Zellen werden resistent gegen das Insulin, Glukose verbleibt im Blut und wird nicht mehr in die Zellen aufgenommen. So steigt der Blutzuckerspiegel stetig weiter an. Dies ruft im Laufe der Zeit weitere Probleme auf den Plan. Schäden an den Gefäßen, den Nerven, den Augen und am Herzen sind quasi vorprogrammiert.

Es gibt unterschiedliche Typen von Diabetes.
Als da wären: der Typ I Diabetes, der Typ II Diabetes, der Gestationsdiabetes, also den Schwangerschaftsdiabetes, und dann gibt es noch den Prädiabetes.

Diabetes mellitus, Typ I:
Bei diesem Diabetestyp handelt es sich um eine Autoimmunerkrankung. Der Körper richtet das Immunsystem gegen die Zellen der Bauchspeicheldrüse, die für die Insulinproduktion zuständig sind und zerstört sie. Der Körper erleidet aufgrund dessen einen Insulinmangel. Diese Patienten

sind insulinpflichtig, sie müssen ihr Leben lang Insulin spritzen.

<u>Diabetes mellitus, Typ II</u>:

Diese Art des Diabetes ist meist aus der Insulinresistenz entstanden. Das heißt, der Körper hat lange Zeit ständig Insulin produziert, um das Überangebot an Glukose zu beseitigen. Gelingt dies der Bauchspeicheldrüse nicht, ist sie irgendwann zu erschöpft, um weiterhin Insulin in diesen Mengen herzustellen und auszuschütten.

Bei diesen Patienten kann man viel mit Ernährungsumstellung und Bewegung erreichen.

<u>Schwangerschaftsdiabetes</u>:

Hierbei handelt es sich ebenfalls um einen gestörten Zuckerstoffwechsel, ausgelöst unter anderem durch die Schwangerschaftshormone. Natürlich spielt aber auch die Ernährung eine Rolle.

Beim Gestationsdiabetes ist das Problem, dass die mütterliche Glukose über die Plazenta auf das Kind übergeht und hier einen erhöhten Blutzucker verursacht. Die Folge ist, dass die Babys dieser Frauen dicker und größer sind, was die Geburt komplizierter machen könnte.

In der Regel normalisieren sich die Blutzuckerwerte der Frau unmittelbar nach der Geburt wieder. Besonderes Augenmerk muss dann allerdings auf die Neugeborenen gelegt werden, denn oftmals rutschen diese in den Unterzucker, weil sie plötzlich nicht mehr durch die Mutter mit Glukose versorgt werden.

Typ-I-Diabetiker sind leider immer insulinpflichtig. Daran führt kein Weg vorbei. Dadurch, dass die Zellen der Bauchspeicheldrüse kaum mehr Insulin produzieren, muss von

außen nachgeholfen werden.
Beim Typ-II-Diabetiker jedoch kann man sehr gut entgegenwirken. Ich persönlich kenne einige Diabetiker, die jahrelang Insulin gespritzt haben und durch Ernährungsänderung und Bewegung nun kein Insulin mehr benötigen.
Unterstützen kann man den Glukosestoffwechsel aber auch zusätzlich mit Mikronährstoffen beziehungsweise Spurenelementen. Das ersetzt aber in keinem Fall eine Änderung der Lebensweise. Es unterstützt lediglich den Körper und hilft, Insulin und Glukose wieder besser verwerten zu können.

Dia-Orthim ist zum Beispiel so ein Präparat. Ich selbst setze es gerne in der Praxis ein, denn es beinhaltet Mikronährstoffe wie Bittermelone, Chrom, Zimt, Ingwer, Kurkuma, welche sich allesamt positiv auf den Blutzuckerspiegel auswirken.

Bittermelone hat eine blutzuckerregulierende Wirkung und beinhaltet Stoffe, die dem Insulin ähnlich sind. Außerdem wurden eine immunmodulierende Wirkung sowie eine antientzündliche Wirkung nachgewiesen.

Chrom ist für Stoffwechselvorgänge unentbehrlich, hat eine positive Wirkung auf Insulin und beeinflusst so den Zuckerstoffwechsel positiv.

Zimt war lange Zeit nur als Gewürz bekannt, wurde aber schon vor Jahrtausenden als Arznei- und Heilmittel eingesetzt. Zimt erhöht die Insulinsensibilität der Zellen und senkt LDL-Cholesterin und Triglyceride.

Ingwer kehrt die Insulinresistenz in die Insulinsensibilität, sodass der Körper zunehmend sensibler auf Insulin reagiert und der Blutzucker reguliert wird. Ingwer regt außerdem den Stoffwechsel an, der bei vielen Diabetikern ins Stocken geraten ist.

Kurkuma (auch Gelbwurzel genannt) hat eine leberstärkende und entgiftende sowie eine blutzucker- und cholesterinsenkende Wirkung. Es steigert die Durchblutung, wirkt entzündungshemmend und hat einen positiven Effekt auf die Gefäße. Diabetische Folgeerkrankungen können so gebremst werden.

Ändert man nichts an seiner Lebensweise, festigt sich der Diabetes und auch ein Typ-II-Diabetiker kann in die Insulinpflicht kommen.
Die Folgeschäden des Diabetes mellitus sind gravierend.
Der Zucker schädigt die Gefäße, was Gefäßentzündungen und Gefäßverengungen nach sich ziehen kann. Aufgrund dessen kann es zu einem erhöhten Schlaganfall- und Herzinfarktrisiko kommen. Aber auch die Gefäße und Nerven der Augen und Beine können beeinträchtigt werden. Diabetische Retinopathie und diabetische Polyneuropathie sind hier die Fachbegriffe.
Lassen Sie es gar nicht erst so weit kommen. Bewegen Sie sich so viel wie möglich, laufen Sie Treppen, statt den Aufzug zu nehmen, ernähren Sie sich gesund und kohlenhydratarm.
Unterstützen Sie Ihren Stoffwechsel zum Beispiel mit Dia-Orthim® und gehen Sie täglich an die frische Luft, damit die Zellen Sauerstoff aufnehmen können.
Die Firma Orthim® bietet mittlerweile eine breite Palette an Präparaten, unter anderem das Dia-Orthim®, welches ich gerade schon erwähnte. Ich selbst arbeite recht viel in der Praxis mit Orthim® -Präparaten und empfehle Sie immer wieder gern meinen Patienten.

Ich hoffe, ich konnte Ihnen das Thema etwas näherbringen, und ich hoffe natürlich auch, dass Sie, sollten Sie betroffen sein, nun wissen, was Sie selbst gegen diese Erkrankung tun können. Die weitere naturheilkundliche Unterstützung mit homöopathischen, pflanzlichen oder spagyrischen Mitteln sollten Sie dann mit dem Heilpraktiker/Heilpraktikerin Ihres Vertrauens absprechen.

Fibromyalgie

Leider zählt die Fibromyalgie zu den weniger bekannten und wenig erforschten Krankheiten. Es sind schätzungsweise 3,5 Millionen Menschen in Deutschland erkrankt, davon deutlich mehr Frauen als Männer. Wobei die Dunkelziffer dieser Erkrankung sicher nicht gerade gering sein dürfte.

Viele Patienten durchlaufen eine regelrechte Arzt-Odyssee, werden als psychisch krank oder als Simulanten dargestellt, bevor sie die Diagnose Fibromyalgie erhalten.

Die Erkrankung weist ein breites Spektrum an Beschwerden auf, daher ist es nicht so einfach, die Erkrankung als solche schnell zu erkennen.

Folgende Beschwerden können auf eine Fibromyalgie hinweisen:

– Schmerzen in Muskeln und Gelenken
– Schlafstörungen
– Müdigkeit
– Depressionen
– Kribbeln in den Beinen/Händen
– Taubheitsgefühl

Der Alltag und das Arbeitsleben der Patienten sind durch die Schmerzen und die Müdigkeit sehr stark eingeschränkt. Wer schon einmal einen extrem starken Muskelkater hatte, der hat eine kleine Ahnung davon, was Fibromyalgie-Patienten täglich für Schmerzen haben und ertragen müssen. Diese dann aber am ganzen Körper, nicht nur an den Armen oder an den Beinen.

Es wird angenommen, dass die Ursache der Erkrankung in der gestörten Schmerzverarbeitung sowie im gestörten Neurotransmitterhaushalt liegen könnte.
Aber auch Störfelder, Umwelteinflüsse, anhaltender Stress und die Ernährung spielen hier eine große Rolle.
Durch einen verminderten Serotoninspiegel nimmt die Schmerzwahrnehmung zu, der Schlafrhythmus wird gestört.
Serotonin ist ein Botenstoff / ein Neurotransmitter, der für die gute Laune und das Glücksgefühl zuständig ist. Er beeinflusst verschiedene Körperfunktionen, unter anderem die Darmtätigkeit und den Schlaf. Serotonin wird aus der Aminosäure Tryptophan hergestellt und ist eine Vorstufe des Melatonins. Melatonin wiederum benötigt der Körper für einen erholsamen Schlaf.
Gerät ein Neurotransmitter aus dem Gleichgewicht, hat das negativen Einfluss auf unsere Nervenerregbarkeit. Serotonin macht die Gefäßwände durchlässig, dies kann Entzündungsherde an den Gefäßen hervorrufen, was wieder zu Schmerzen führt.
Daneben hat man bei Patienten aber auch einen verschobenen Phosphokreatin-Spiegel sowie Adenosintriphosphat-Spiegel gefunden. Kalzium kann hier nicht in die Zelle zurückströmen, dadurch bleibt die Muskulatur in einem dauerhaften Anspannungszustand.
Auch anhaltender Stress führt zu einer dauerhaft angespannten Muskulatur und fördert so die Schmerzwahrnehmung.
Störfelder und Umwelteinflüsse erhöhen ebenfalls den Stresspegel und die Anspannung im Körper.
Stress erhöht aber nicht nur die Anspannung, sondern bringt auch Nährstoffverlust mit sich.

Kryptopyrrolurie

Patienten mit Fibromyalgie haben nicht selten auch eine Kryptopyrrolurie (KPU). Bei der **Kryptopyrrolurie** handelt es sich um eine Stoffwechselstörung bei der, vereinfacht ausgedrückt, Vitamin B6, Zink, Mangan nicht verwertet, sondern ungenutzt wieder ausgeschieden werden.
Es ist eine Stoffwechselstörung, die unbehandelt weitere (chronische) Erkrankungen nach sich ziehen kann.
KPU kann vererbt werden, aber auch durch zum Beispiel Halswirbelsäulenverletzungen erworben werden.
Bei den meisten Patienten mit KPU ist die Entgiftungsleistung unzureichend. Das heißt, es sammeln sich Stoffe im Körper an, die normalerweise aufgefangen und ausgeschieden würden. Da dies aber nicht der Fall ist, schädigen diese Stoffe den Körper und führen unter Umständen zu weiteren (chronischen) Erkrankungen und Schmerzen.
Wichtig ist also nicht nur, den Nährstoffmangel auszugleichen, sondern auch die Entgiftungsleistung zu unterstützen.

Wofür benötigt der Körper Zink und Vitamin B6?
Zink spielt bei einer Vielzahl von Stoffwechselvorgängen eine große Rolle, ist wichtig für das Immunsystem, hat eine entzündungshemmende Wirkung und wirkt antioxidativ. Zinkmangel kann zum Beispiel zu Entwicklungsverzögerungen bei Kindern führen, aber auch zu eingeschränkter Leistungs- und Konzentrationsfähigkeit.
Vitamin B6 trägt zum Aufbau und Schutz von Nervenverbindungen, dem Immunsystem und der Bildung des roten Blutfarbstoffs bei. Zudem beeinflusst Vitamin B6 bestimmte

Hormonaktivitäten, wie zum Beispiel die der Geschlechtshormone. Ein Mangel an Vitamin B6 kann zu Blutarmut, zu Konzentrationsstörungen und zu Nervenstörungen führen.

Neben der Entgiftung und der Ergänzung der Mikronährstoffe ist aber auch die Anpassung der Ernährung ein wichtiger Punkt. Es sollte so wenig Histamin wie möglich über die Nahrung aufgenommen werden. Um Histamin abbauen zu können, benötigt der Körper Zink und Vitamin B6. Steht nicht genügend Zink und Vitamin B6 bei histaminreicher Ernährung zur Verfügung, kommt es zur einer Anhäufung von Histamin, was dann zu allergischen Reaktionen, zur Reizdarmsymptomatik, zu Hauterscheinungen (Nesselsucht), Herzrasen, Muskel- und Gelenkschmerzen und weiteren Beschwerden führen kann.
Ob eine Kryptopyrrolurie vorliegt, lässt sich am einfachsten und schnellsten über den Urin testen. Der Patient benötigt dafür ein spezielles Testset, befüllt dies nach Anweisung mit Urin und schickt es dann selbstständig in ein spezialisiertes Labor.
Die Kosten hierfür belaufen sich auf circa fünfunddreißig bis vierzig Euro.

Mögliche Symptome einer Kryptopyrrolurie:

- Depressionen
- Konzentrationsstörungen
- ADHS/ADS
- fehlende Traumerinnerung
- anhaltende Müdigkeit
- Angststörungen
- chronische Erschöpfung / Burn-out-Syndrom
- Nervosität/Unruhe

- Schlafstörungen
- Allergien
- Nahrungsmittelunverträglichkeiten
- Haarausfall
- Wundheilungsstörungen
- Entwicklungsstörungen

Patienten, die unter Fibromyalgie leiden, sollten Blutzuckerschwankungen vermeiden.

Die **Ernährung** sollte daher so umgestellt werden, dass Kohlenhydrate deutlich reduziert werden, um eben solche Schwankungen zu verhindern. Zucker, Weizenmehl, gezuckerte Getränke, Energydrinks, Fertiggerichte werden vom Speiseplan gestrichen. Auch Lebensmittel, welche Arachidonsäure enthalten wie zum Beispiel Schweinefleisch/-wurst, sollten gemieden werden. Arachidonsäure gilt als entzündungsfördernd. Stattdessen empfiehlt es sich zweimal in der Woche Fisch zu essen.

Da die Muskulatur ständig angespannt ist, der Körper auf physischer sowie psychischer Ebene ständig in einem Stresszustand ist, sollte regelmäßig entsäuert werden. Dies geht sehr gut über Basenbäder, über Basentabs oder auch über Milchsäureinfusionen.

Es gibt **rechtsdrehende Milchsäure** [L(+)] sowie **linksdrehende Milchsäure** [L(-)].

Linksdrehende Milchsäure entsteht durch Gärungs- und Fäulnisprozesse im Darmtrakt und führt zur Gerinnung des Fibrinogens in den Blut-, Lymph- und Liquorsystemen unseres Körpers und führt so zu einer falschen Zusammensetzung der Körpersäfte, zu Stauungen und Verhärtungen, zu Ablagerungen und degenerativen Veränderungen im Bindegewebe.

Schmerzzustände im Körper werden zum Beispiel durch pathologische linksdrehende Milchsäureübersäuerungen und Fibrinogengerinnungen verursacht. Weil linksdrehende Milchsäure nicht allein über die Nieren ausgeschieden werden kann, muss sie entweder mit Kalzium, Eisen, Selen oder anderen Stoffen Verbindungen eingehen, um ausgeschieden werden zu können.

Nimmt linksdrehende Milchsäure überhand, kann es auch zur Harnsäurebindung in den Gelenken sowie zu Gefäßablagerungen durch Cholesterin kommen, wodurch rheumatische oder arteriosklerotische Beschwerden entstehen. Diese lassen sich jedoch durch die rechtsdrehende Milchsäure schnell abbauen. Mit rechtsdrehender L(+)-Milchsäure lässt sich die Gerinnung des Fibrinogens im Blut aufheben beziehungsweise auflösen. Schmerzzustände lassen sich so lösen, Übersäuerungen werden aufgehoben. Empfehlenswert sind zwei Infusionen pro Woche in einem Zeitraum von fünf Wochen sowie eine parallel laufende unterstützende Therapie des Stoffwechsels.

Auch auf einen gesunden Darm muss geachtet werden. Kommt die Darmflora durcheinander, übersteigt eine Kolonisation die andere oder überwuchert ein Pilz alles andere, kann dies das Immunsystem schwächen, Durchfall, Blähungen oder Verstopfungen hervorrufen oder aber auch anhaltende Müdigkeit, Depressionen, Kopfschmerzen, Allergien und Nahrungsmittelunverträglichkeiten verursachen.

Durch Medikamente, Fehlernährung und Stress kann unsere Darmflora gestört und beeinträchtigt werden. Fäulnisbakterien und Gärung lassen Toxine/Gifte entstehen, welche die Darmwand durchdringen und so weiter in den Körper gelangen. Hier breiten sich die Toxine aus und schädigen den Organismus. Eine Stuhlanalyse bringt Aufschluss über den

Florastatus und unterstützt den Therapeuten in der Wahl seiner Therapie.
Wer gerne Tee trinkt, der darf es gerne mal mit dem Vogelmieretee versuchen. Durch ihre zahlreichen **Nährstoffe** wie Vitamin A, Vitramin C, Kalium, Kieselsäure, Zink, Phosphor, Magnesium und Kupfer ist die Vogelmiere ein wahres Powerpaket.
Für den Tee einfach zwei Teelöffel getrocknetes Kraut oder einen Teelöffel frische Vogelmiere mit 250ml heißem Wasser übergießen und fünf Minuten ziehen lassen.
Wer keinen Tee mag, der besorgt sich die Powerpflanze als Tinktur.

Schüßler-Salze:

Nr. 1 – Calcium fluoratum
Nr. 4 – Kalium chloratum
Nr. 9 – Natrium phosphoricum
Nr. 11 – Silicea
Nr. 16 – Lithium chloratum
Nr. 19 – Cuprum arsenicosum
Nr. 23 – Natrium bicarbonicum

Vitalpilze:

Hier bieten sich **Hericium** und **Reishi** an. Sie beruhigen das gestresste vegetative Nervensystem und wirken schmerzlindernd.
Auch ein Darmaufbau lässt sich gut mit Vitalpilzen praktizieren. Der **Cordyceps** hat eine positive Wirkung auf die Psyche und die Nieren.

Der **Shiitake** enthält Mineralien und Vitamine, hat einen positiven Einfluss auf übersäuertes Gewebe.

Heilkräuter:

Sternanis hat eine entkrampfende Wirkung.
Lavendel hat eine entspannende Wirkung.
Johanniskraut verbessert Schlaf und Stimmung, wirkt Depressionen entgegen.
Weihrauch hat eine schmerzlindernde und entzündungshemmende Wirkung.

Ätherische Öle:

Ätherische Öle, welche die Durchblutung anregen und Schlackenstoffe ausschwemmen: Wacholder, Rosmarin, Eukalyptus citriodora, Lavendel in Johanniskrautöl (Rotöl). Sie eignen sich zum Beispiel sehr gut zur Massage.

Zur **Entspannung der Muskeln** (Badeöl) Majoran, Fichte und Ingwer mit etwas Sahne ins Badewasser geben.
Zur **Schmerzlinderung** (Badeöl) Benzoe, Kamille und Lavendel mit etwas Sahne ins Badewasser geben.

Sollten Sie noch weitere Fragen zu diesem Artikel haben, kontaktieren Sie mich. Ich berate Sie gerne.

Husten

Im Herbst schniefen und husten wieder so ziemlich alle um uns herum, eine Grippe-„Welle" legt vielerorts alle(s) lahm.
Die Schniefnase ist gemeinhin nach ein paar Tagen wieder weg, der Husten jedoch bleibt oft hartnäckig über Wochen erhalten. Gerade nachts, wenn man schlafen und sich erholen möchte und sollte, fängt der Husten an, uns das Leben schwer zu machen. Es kratzt und kribbelt im Hals.
Wir Erwachsene können das noch ganz gut kompensieren und etwas dagegen tun, aber Kinder sind dabei auf die Hilfe und Unterstützung der Eltern angewiesen.

Ich kann mich noch sehr gut daran erinnern, dass unser Sohn vor circa zwei Jahren mal einen wahnsinnigen Husten hatte. Tagsüber hat er gebellt wie ein Hund, nachts kam er kaum in den Schlaf, da der Husten ihn ständig wieder hochgetrieben hat. Teilweise war der Hustenreiz so stark, dass er erbrechen musste. Der Magen wurde durch die Husterei so durchgeschaukelt, dass er permanent würgen und im Anschluss erbrechen musste. Gerade Kinder sind oft von starkem, quälendem Hustenreiz betroffen.
Vor ein paar Tagen habe ich mit einer Patientin telefoniert und im Hintergrund ihren Sohn permanent husten hören. Man konnte förmlich durch das Telefon sehen, wie anstrengend das Husten für den Zweijährigen ist.

Husten ist ein natürlicher Reinigungsprozess der Lunge und Bronchien. Der Körper versucht so, festsitzenden Schleim loszuwerden.

Jeder von uns hat sich schon mal verschluckt und so den natürlichen Reflex des Körpers erfahren, bei dem jener durch heftiges Husten versucht, den Fremdkörper, der versehentlich in der Luftröhre gelangt ist, wieder loszuwerden. Dieser Reflex schützt uns vor dem Ersticken.

Der Krampf- oder Reizhusten wird meist durch Viren ausgelöst. Aber auch bestimmte Medikamente, wie zum Beispiel ACE-Hemmer, können einen anhaltenden Hustenreiz auslösen.

Die Schleimhäute sind gereizt, die Flimmerhärchen nicht mehr optimal beweglich, der Körper erkennt, dass da etwas im Argen ist, und handelt. Es setzt ein Hustenreiz ein. Dieser Husten kann produktiv, also mit Schleim, aber auch trocken sein.

Wichtig ist, wenn man von Husten betroffen ist, dass man viel trinkt. Am besten **Thymian- oder Spitzwegerichtee**.
Diese Heilkräuter haben eine entzündungshemmende, schleimlösende Wirkung und können so die gereizten Schleimhäute beruhigen. Durch die Flüssigkeitszufuhr wird festsitzender, zäher Schleim verflüssigt und lässt sich so wesentlich besser lösen und abhusten.

Wer keinen Tee mag, was gerade bei Kindern oft der Fall ist, kann auch auf **Globuli** zurückgreifen, welche aus diversen Heilkräutern hergestellt werden.
Brechwurz zum Beispiel ist ein schönes Mittel, um den Husten zu lösen und um den Würgereiz, der oft durch das Husten entsteht, nicht aufkommen zu lassen.
Santakraut wird oft bei Asthma und krampfartigem Husten

eingesetzt.
Damit nicht alle Mittel einzeln gegeben werden müssen, greife ich persönlich gerne auf **Komplexmittel** zurück.
Tusso-Orthim® zum Beispiel ist so ein Komplexmittel. Es beinhaltet Brechwurz, Santakraut, Klapperschlangenwurzel und schwarze Tollkirsche.
Zusätzlich lasse ich die Eltern immer gerne **Zwiebelsäckchen** für ihre Kinder machen. Dabei wird eine gehackte Zwiebel in ein Trockentuch oder Spucktuch gegeben, das Tuch mit einem Band zu einem Säckchen zusammengeknotet und anschließend noch mal mit einer Flasche oder dem Nudelholz auf das Säckchen geklopft, damit die ätherischen Öle der Zwiebel austreten können. Dieses Säckchen legt man dem Kind mit ins Bett. Entweder direkt auf die Brust oder einfach ans Kopfende des Bettes. So kann das Kind die Nacht über die ätherischen Dämpfe einatmen.
Die Zwiebel hat eine antivirale, antibakterielle Wirkung, ist entzündungshemmend und schleimlösend, aber auch hustenreizlindernd.

Oft kommen Eltern mit ihren Kindern in meine Praxis und erzählen dann, dass die Kinder, obwohl sie am Abend, kurz vor dem Schlafengehen noch mal inhaliert haben, die ganze lange Nacht durchgehustet haben.
Durch das **Inhalieren** soll der Schleim gelöst und die Schleimhäute befeuchtet werden. Wenn dann am Abend oder auch kurz vor dem Schlafengehen noch mal inhaliert wird, ist es eine völlig natürliche Situation, dass man in der Nacht vermehrt abhusten muss.

Hustenstiller sind, meiner Meinung nach, völlig unnütz. Der Körper versucht etwas, loszuwerden, der Hustenstiller unterdrückt genau dies. Das Sekret staut sich mehr und mehr, weil es nicht abgehustet wird, der Hustenreiz wird ja unterdrückt. Der Nährboden für weitere Viren und Bakterien bleibt erhalten und die rasante Vermehrung der Keime ist vorprogrammiert.

Wer also nicht auf chemische Hustenmittel zurückgreifen möchte, versucht es einfach mit erwähntem Komplexmittel, mit der Heilkraft der Zwiebel und viel Flüssigkeitszufuhr. Sie werden sehen, schnell gehört der Husten der Vergangenheit an.

Hautausschlag

„Es ist zum aus der Haut fahren“ oder „Das kratzt mich nicht“ – die Haut ist mehr als nur ein Spiegel der Seele.

Anatomisch gesehen, besteht unsere Haut aus drei Schichten. Oberhaut, Lederhaut und Unterhaut.
Sie ist durchzogen von Millionen Nervenzellen, welche uns das Tasten ermöglichen, das Wahrnehmen von heiß und kalt, Druck und Zug.
Die Hautzellen erneuern sich am laufenden Band, alte Hautzellen werden abgestoßen, neue nachproduziert und das innerhalb weniger Wochen. Würden die alten Hautschüppchen nicht abgestoßen, hätten wir wahrscheinlich eine zentimeterdicke Hornschicht und unser Tastsinn wäre dadurch nur schwach oder gar nicht ausgeprägt.

Auf der Haut herrscht ein pH-Wert von 5,5. Verschiebt sich dieser Wert, haben Erreger wie zum Beispiel Pilze, Viren und Bakterien leichtes Spiel, die Haut zu schädigen und in den Organismus einzudringen, um dort noch mehr Schäden anzurichten.

Eine Schädigung oder Erkrankung der Haut wie zum Beispiel Neurodermitis, Schuppenflechte, Akne hat einen enormen Einfluss auf die Lebensqualität des Menschen. Sind es Körperstellen, die sich gut bedecken lassen, ist es vielleicht für den einen oder anderen nicht ganz so problematisch. Sind aber Stellen betroffen, die für jedermann sichtbar sind, ist man vermeintlich den Blicken anderer ausgesetzt.

Die Haut nimmt also nicht nur Einfluss auf unsere physische Gesundheit sondern auch auf unsere psychische Gesundheit. Ständiger Juckreiz kann uns schier in den Wahnsinn treiben, durch Quaddeln oder nässende Stellen wird man schnell zum Außenseiter, weil andere denken, man hätte eine ansteckende Erkrankung.
Also cremen und überschminken wir diese Stellen und machen es damit nicht unbedingt besser. Die eh schon geschädigte Haut wird zugekleistert und die Poren werden verstopft. Die Hautreizung wird dadurch unter Umständen noch schlimmer.

Die Haut hat unwahrscheinlich viele Aufgaben. Aufgaben, die den meisten von uns gar nicht bewusst sind. Sie bietet uns Schutz vor Kälte, sie hält uns warm. Über die Haut können wir unsere Emotionen ausdrücken. Schämen wir uns, treibt es uns die Schamesröte ins Gesicht. Erschrecken wir, werden wir blass. Sind wir aufgeregt, ziehen sich unsere Gefäße zusammen, wir bekommen kalte Hände. Haben wir uns angestrengt, schwitzen wir. Wir schwitzen aber auch, um den Körper vor Überhitzung zu schützen.

Die meisten Kinderkrankheiten zeigen sich unter anderem als Ausschlag auf der Haut.

Reagieren wir auf Lebensmittel oder andere Stoffe allergisch, bekommen wir Quaddeln, Juckreiz, Pickelchen.

Durch den Einfluss unserer Hormone bekommen wir Pickel und Akne.

Über die Haut nehmen wir Sauerstoff auf und geben Giftstoffe nach außen ab.
Einige Medikamente werden, um den Magen-Darm-Trakt und die Leber zu umgehen, als Pflaster auf die Haut geklebt.

Im Winter kämpfen viele mit trockener, juckender, geröteter Haut und auch trockenen Lippen.
Schuld daran sind zum einen die Talgdrüsen, die ab einer Temperatur von circa 8 Grad die Talgproduktion deutlich einschränken, zum anderen aber auch die trockene Heizungsluft und die Außenkälte, der die Haut ungeschützt oder falsch „geschützt“ ausgesetzt ist. Durch die fehlende oder unzureichende Rückfettung wird die Haut trocken und spröde.
Wichtig ist, dass speziell im Winter keine Cremes aufgetragen werden, die auf Wasserbasis hergestellt sind. Denn diese verdunsten auf der Haut und können zu Erfrierungen führen.
Im Winter darf die gewählte Creme daher gerne etwas fetthaltiger sein.

Auch die Wahl der Seife sollte gut überlegt sein. Der pH-Wert der Haut ist leicht sauer. Seife hat einen basischen pH-Wert. Messungen haben ergeben, dass eingeseifte Haut einen pH-Wert von 9 bis 11 aufweist und somit in den alkalischen Bereich übergeht. Dies entfettet die Haut und macht sie angreifbar.
Meine persönliche Meinung ist, dass man Seife auch gut und gerne weglassen kann. Das hängt natürlich aber auch davon ab, welcher Verschmutzung wir tagtäglich ausgesetzt sind.

Gerade die Kinderhaut ist sehr empfindlich und sensibel. Da wird oft gecremt und geschmiert, dass die Haut kaum mehr atmen kann. Vielleicht kann sich der eine oder andere noch an die Zeiten erinnern, wo man Penaten® Creme oder Nivea® Creme mehrere Zentimeter dick auf die Haut aufgetragen und dann noch die Windel drübergelegt hat. Dass da kein Sauerstoff mehr durchkommt, sollte uns einleuchten. Wenn Kinderhaut unbedingt eingecremt werden muss, dann bitte mit gut ausgewählten Produkten, und die Creme nur dünn auftragen.

Wenn sich bei Kindern ein Infekt anbahnt, zeigt es sich oft auf der Haut zuerst.
Unser Sohn ist ein Paradebeispiel dafür. Immer wenn sich bei ihm ein Infekt anbahnte, hatte er, bevorzugt im Gesicht, eine gerötete, trockene, schuppige Stelle. Mal auf der Stirn, mal auf der Wange ... Während des Infekts blieb diese Stelle bestehen, danach war sie genauso schnell verschwunden, wie sie gekommen war. Nach kurzer Zeit wusste ich den Zusammenhang und konnte das zuordnen.
Diese Stellen jucken auch meistens und quälen die Kinder und bringen sie unter Umständen auch um den Schlaf.
Die Firma Orthim und die Firma Heel haben zwei schöne homöopathische Mittel herausgebracht, welche gut bei juckenden, trockenen Ekzemen eingesetzt werden können, ohne zu schaden.
Das Präparat von Heel, Cutacalmi, beinhaltet Centella asiatica, Thuja occidentalis sowie Viola tricolor. Diese Mittel werden zur Juckreizlinderung und zur Wundheilung eingesetzt.
Derma-Orthim® von der Firma Orthim® beinhaltet Kieselsäure, Delphinium staphisagria (Stefanskraut), Graphites (Graphit), Daphne mezereum (Seidelbast), Vinca minor (Immergrün), Stibium sulfuratum nigrum (Schwefel-Spiesglanz) und wirkt speziell bei nässenden Ekzemen, eitrigen Hautausschlägen und Bläschenausschlägen.

Da die Globuli sehr gut vertragen werden, setze ich sie gerne bei meinen kleinen Patienten ein.
Auch zahnende Kinder neigen zu Hautausschlägen und können Linderung durch die genannten Mittel erfahren.

Kinder, die unter Juckreiz leiden oder Schmerzen haben durch offene Stellen auf der Haut, schlafen in der Regel deutlich schlechter. Sie wachen nachts häufig auf, weinen viel, kratzen sich blutig ... Wir Eltern schlafen dann natürlich auch unruhig und werden oft aus dem Schlaf geholt und müssen aufstehen.
Um dem Kind die Unruhe zu nehmen, die es durch die Ekzeme und Ausschläge hat, möchte ich Ihnen noch das Seda-Orthim® ans Herz legen. Es fährt überdrehte, übernächtigte Kinder runter. Sie finden leichter in den Schlaf und können auch wieder besser durchschlafen.
Es ist auch ein tolles Mittel für Schulkinder, die sehr nervös sind, unter starker Anspannung leiden und deswegen unkonzentriert in der Schule sind.
Wichtig ist immer noch zu wissen, dass diese Mittel nicht abhängig machen.

Migräne – das Gewitter im Kopf

Die meisten Migränepatienten kennen sich mit dem Thema Migräne besser aus als ein Heilpraktiker oder Arzt.
Dennoch bin ich mir sicher, dass es für den einen oder anderen ganz interessant ist, nachlesen zu können, was man selbst gegen Migräne machen kann.
Zuerst möchte ich noch mal kurz erklären, wie Migräne entstehen kann. Die Ursachen sind breit gefächert. Angefangen von einer nicht intakten Darmflora über einen Nährstoffmangel bis hin zu einem gestörten Serotoninhaushalt kann viel schuld sein an dieser Erkrankung.
Serotonin macht die Gefäße durchlässig, das wiederum forciert, dass Stoffwechselendprodukte zurück in den Körper gelangen und so Entzündungen und Schmerzen an den Gefäßen hervorrufen. Ein Ungleichgewicht des Botenstoffs Noradrenalin wird ebenfalls als Ursache diskutiert.
Bei vielen Patienten kündigt sich ein Migräneanfall an. Die Symptome der Vorboten sind vielfältig. Reizbarkeit, Stimmungsschwankungen, Müdigkeit, Heißhunger können eine Migräne ankündigen.
Übelkeit, Erbrechen, Licht- und Geräuschempfindlichkeit, Sprachstörungen können einen Anfall begleiten.
Typisch für eine Migräne sind jedoch halbseitige Kopfschmerzen, die auch pulsierend beziehungsweise pulssynchron sein können. Es gibt Patienten, die über Sprachstörungen währenddessen klagen.
Ein Anfall kann bis zu zweiundsiebzig Stunden anhalten und schränkt den Betroffenen stark in seinem Handeln ein.
Nicht selten leiden Migränepatienten deswegen auch unter

Depressionen. Sie werden durch die Erkrankung im Alltag immens gedrosselt und leben ständig in der Angst einen neuen Anfall zu erleiden.
Ein Ungleichgewicht im Hormonsystem, Stress, unregelmäßiger Schlaf bedingt zum Beispiel durch Schichtarbeit, Flüssigkeitsmangel, unregelmäßige Essenaufnahme und ein dadurch bedingt schwankender Blutzuckerspiegel können Migräne genauso auslösen wie bestimmte Medikamente, Angst, histaminreiche Nahrungsmittel, Nikotin und Alkohol.
Die naturheilkundliche Behandlung eines Migränepatienten würde eine Stressreduktion vorsehen, eine Ernährungsumstellung (Histamine, Weizenmehle und Zucker meiden), eine Schwermetallausleitung sowie eine Nährstoffkontrolle und eine Darmsanierung beziehungsweise einen Darmfloraaufbau. Auch sollte eine Hormonkontrolle im Speichel, speziell bei den Frauen, stattfinden, denn durch ein Absinken der Hormone Östrogen/Progesteron kommt es zu einer plötzlichen Gefäßerweiterung.

Die schulmedizinische Behandlung sieht eine Therapie mit Triptanen vor. Diese verengen die Blutgefäße im Gehirn und wirken daher der bei Migräne typischen Gefäßerweiterung entgegen. Triptane bringen jedoch oft auch Nebenwirkungen wie Schwindel, Herzklopfen, Hitzewallungen und Schwächegefühl mit sich.
Durch die Verengung der Blutgefäße kann sich der Blutdruck erhöhen, es kann zu Angina-pectoris-Beschwerden kommen. Wer Triptane über einen längeren Zeitraum einnimmt, muss damit rechnen, dass es durch den Medikamentenübergebrauch zu Kopfschmerzen und einem Gewöhnungseffekt kommt.

Es werden aber nicht nur Triptane zur Schmerzlinderung eingesetzt. Auch Ibuprofen, Paracetamol, Diclofenac und ASS werden oft in Selbstmedikation eingenommen.

Hier ist es meiner Meinung nach wichtig zu erwähnen, dass der dauerhafte Einsatz dieser Medikamente zu schwerwiegenden Nebenwirkungen führen kann.
Ibuprofen hemmt den Histaminabbau, dies kann zu Hautausschlägen, Juckreiz und Magen-Darm-Beschwerden führen. Übelkeit und Sodbrennen treten ebenfalls oft als Nebenwirkung auf. Bei Patienten, die unter den Darmerkrankungen Morbus Crohn und Colitis ulcerosa leiden, kann die Einnahme dieses Medikaments zu einem Schub führen. Bei einer vorgeschädigten Leber und/oder bei vorhandenen Nierenproblemen wird von einer Ibuprofen-Einnahme generell abgeraten.

Die übermäßige Einnahme von Diclofenac kann Magen-Darm-Beschwerden verursachen, die Blutbildung stören, Leberwerte verschlechtern und zu Müdigkeit und Schwindel führen. Auch die Nieren können in ihrer Funktion beeinträchtigt werden. Die herzinfarktfördernde Wirkung des Mittels gilt als bestätigt. Dieses Hintergrundwissen ist speziell für herzkranke Patienten von enormer Wichtigkeit.

Auch das Medikament ASS kann, wenn es zu häufig eingenommen wird, zu starken Nebenwirkungen führen.
Patienten, die unter Asthma leiden, sollten ASS gar nicht einnehmen. Die langfristige Einnahme des Medikaments kann zu Leber- und Nierenschäden führen sowie Magengeschwüre hervorrufen.
Betablocker werden normalerweise gegen Bluthochdruck eingesetzt. Doch sie finden auch im Bereich der

Migränebehandlung zunehmend Anwendung. Durch die Hemmung der Stresshormone kann die Intensität eines Migräneanfalls reduziert werden. Da Betablocker aber auch zur einer Gefäßverengung führen können, ist es nicht auszuschließen, dass sie Durchblutungsstörungen, Impotenz und einen niedrigen Blutdruck provozieren.

Etwas weiter oben bin ich ja schon kurz ganz allgemein auf die naturheilkundlichen Behandlungsmöglichkeiten eingegangen. Ich möchte nun noch etwas näher darauf eingehen um Ihnen etwas an die Hand zu geben, was Sie zu Hause ausprobieren und umsetzen können.

Um Stoffwechselendprodukte zu binden und aus dem Körper zu schleusen, eignet sich Heilerde ganz besonders gut. Sie absorbiert Schadstoffe und Stoffwechselendprodukte. Um den Organismus zu entgiften und ihn so von Kopfschmerzen auslösenden Stoffen zu befreien, nimmt man bis zu dreimal täglich einen Teelöffel Mineralerde mit einem großen Glas Wasser zu den Mahlzeiten ein. Auch äußerlich angewendet, bringt die Mineralerde Linderung. Dafür einfach die Mineralerde mit Wasser mischen bis eine zähe Masse entsteht. Diese dann fingerdick auf Küchenpapier geben, das Papier einschlagen und auf die Stirn legen.

Ist ein Migräneanfall im Anmarsch, kann man versuchen diesen mit **Ingwer** zu stoppen. Dafür ein circa daumennagelgroßes Stück Ingwer auf einer Gemüsereibe reiben. Die Raspel dann mit 200ml Fruchtsaft mischen und einmal täglich trinken. Eine schnellere Wirkung kann erzielt werden, wenn Sie ein kleines Stückchen Ingwer kauen. Wer empfindlich ist, sollte sich an die Ingwermenge rantasten und ausprobieren. Da Ingwer eine schmerzstillende und entzündungshemmende Wirkung hat, steht es den Medikamenten ASS oder Diclofenac in nichts nach. Es ist lediglich nebenwirkungsfrei.

Ein **Magnesiummangel** kann ebenfalls Migräneanfälle hervorrufen. Wer Magnesiumtabletten nicht gut verträgt, sollte auf transdermales Magnesiumchlorid zurückgreifen. Dieses wird auf die Haut aufgetragen und ist damit deutlich bioverfügbarer als ein oral eingenommenes Magnesium.

Ein Energiemangel in den Nervenzellen kann Migräneanfälle fördern. Q10 ist eine Substanz, die diesem Energiemangel sowie nitrosativem und oxidativem Stress entgegenwirkt. Liegt ein **Q10-Mangel** vor, sollte der Speicher wieder aufgefüllt werden.

Omega-3-Fettsäuren haben einen positiven Einfluss auf entzündliche Prozesse im Körper. Auch hier sollte ein eventueller Mangel ausgeglichen werden.

Wer gerne **Gemüsesäfte** trinkt (oder **Smoothies**, wie sie auch genannt werden), kann es gerne mal mit diesen Mischungen versuchen:

- 300 ml Karottensaft mit 200 ml Spinatsaft mischen
- 300 ml Karottensaft mit 100 ml Rote-Bete-Saft und 100 ml Gurkensaft mischen.
- 300 ml Karottensaft mit 50 ml Staudenselleriesaft, 50 ml Petersiliensaft (kann auch weniger sein, da Sie für 50 ml sehr viel Petersilie bräuchten) und 100 ml Spinatsaft mischen.

Spinatsaft enthält Stoffe, die zur Stickstoffmonoxidbildung gebraucht werden. Sie sind für den Sauerstofftransport im Blut zuständig, wirken entzündungshemmend und antithrombotisch. Diese Wirkung ist eine wichtige Basis bei der Vermeidung von Schlaganfällen, Herzinfarkten und Thrombosen.

Wenn Sie gerne Karottensaft trinken, dann sollten Sie dem immer etwas Fett wie zum Beispiel saure Sahne oder Olivenöl hinzufügen. Das Fett fördert die Aufnahme von Carotin in der Leber.

Wer **pflanzlich** gegen die Migräne vorgehen möchte, versucht es einfach mal mit Pestwurz und Mutterkraut.
Pestwurz wird speziell zur Linderung von Kopfschmerzen und Migräne eingesetzt, aber auch bei Schmerzen im Magen-Darm-Trakt und den Harnwegen. Soll die Pestwurz therapeutisch eingesetzt werden, muss unbedingt auf die Herkunft geachtet werden.
Mutterkraut reguliert die Serotoninausschüttung und hat dahingehend bei der Behandlung von Migräne vorbeugende Effekte.

Auch die **Zitrone** lässt sich bei der Behandlung sehr gut integrieren. Sie ist reich an Vitamin C und Antioxidantien, hat eine antibakterielle Wirkung, stärkt das Immunsystem, regt den Stoffwechsel an und fördert die Ausleitung von Giftstoffen. Trinken Sie täglich etwas frisch gepressten Zitronensaft einer Biozitrone in heißem Wasser. Die ausgepresste Zitrone dann aber nicht wegwerfen sondern die Schale abreiben und auf die Stirn auftragen. Die Schale enthält wertvolle ätherische Öle und wirkt beruhigend, entzündungshemmend, krampflösend und stärkend.

Schüßler-Salze lassen sich ebenfalls gut einbinden.
Nr. 7 – Magnesium phosphoricum, hat eine krampflösende Wirkung.
Nr. 9 – Natrium phosphoricum, wichtig für den Säureabbau.
Nr. 10 – Natrium sulfuricum, als Mittel der Wahl zur

Ausscheidung von Stoffwechselendprodukten.
Dies ist nur eine kleine Auswahl an Schüßler-Salzen, die bei Migräne eingesetzt werden können.

Wer auf ein **homöopathisches Mittel** zurückgreifen möchte, dem kann ich Dolor-orthim® sehr empfehlen. Es enthält:

- Cimicifuga racemosa D5
- Cyclamen europaeum D3
- Iris versicolor D3
- Melilotus officinalis D3

und ist sehr gut verträglich mit einer guten Wirksamkeit.

Auch der Einsatz von **Vitalpilzen** ist denkbar.
Der **Cordyceps**, der **Reishi** und auch der **Shiitake**-Pilz finden hier Gebrauch. Lassen Sie sich einfach von einem Heilpraktiker/in/Mycotherapeuten Ihres Vertrauens beraten.
Zusammengefasst ist es wichtig, der Ursache der Migräne auf den Grund zu gehen. Es hilft nicht viel, immer nur das Symptom, sprich: den Schmerz, zu unterdrücken.

Weiterhin ist es wichtig, dass stoffwechselblockierende Depots gelöst und ausgeleitet werden sowie den Körper zu entsäuern, um ihm die Möglichkeit zur Erholung und Regeneration zu geben. Die jahrelange Einnahme von Medikamenten hinterlässt ihre Spuren und die gilt es ebenfalls zu beseitigen. Auch eine Darmsanierung ist unabdingbar. Nur wenn der Darm intakt ist, kann er ordnungsgemäß arbeiten und Schadstoffe, Umweltgifte, Stoffwechselendprodukte etc. ausscheiden.

Ist der Darm lückenhaft, gerät all das wieder zurück ins System und führt so wieder zu Stoffwechselblockaden und zu einer Belastung des Körpers. Freie Radikale tummeln und vermehren sich und treiben dann ihr Unwesen.

Sollten Sie noch weitere Fragen zum Thema Migräne haben, kontaktieren Sie mich.

Naturheilkundliche Begleitung bei Rheuma, Gicht und Arthrose

Rheuma kann jeden treffen, unabhängig vom Alter. Bereits Kinder können unter schmerzenden Gelenken und Muskeln leiden.

Es gibt über hundert verschiedene Rheumaformen:

degenerativ, entzündlich, nicht entzündlich, Weichteilrheuma, Rheuma der inneren Organe und so weiter.

Typische Beschwerden sind: schmerzhafte, geschwollene Gelenke, schmerzende Muskeln und Sehnen, Morgensteifigkeit der Gelenke, Deformationen, eingeschränkte Beweglichkeit ...

Schmerzen stehen bei diesen Patienten auf der Tagesordnung.

Bei der rheumatoiden Arthritis sind die Gelenke zumeist symmetrisch befallen. Betroffen sind oft die Hände und Knie, aber auch die Schultern, Sprunggelenke und die Wirbelsäule können betroffen sein.

Die Entzündungswerte im Blut sind meist erhöht, die Rheumafaktoren können ebenfalls erhöht sein.

Die Ursache für diese Art der Erkrankung kann in vielerlei Faktoren liegen: falsche Ernährung, Rauchen, Viren, Bakterien, genetisch bedingt.

Werden überwiegend Weißmehlprodukte verzehrt, erzeugt dies im Körper entzündliche Reaktionen. Diese rufen das Immunsystem auf den Plan, denn das möchte diese Entzündungen gerne direkt bekämpfen. Es werden Zellen ausgesendet, welche die Entzündung abbauen sollen, dabei wird aber auch immer ein Stück gesundes Gewebe mit abgebaut.

Durch die entzündlichen Prozesse werden Übersäuerungen forciert, der pH-Wert verschiebt sich und dies schädigt die Gelenke und das umliegende Gewebe. Aber nicht nur Weizenmehle schädigen den Körper, auch Schweinefleisch und übermäßiger Verzehr von Zucker haben einen negativen Effekt. Der Stoffwechsel stagniert, Stoffe, die normalerweise ausgeschieden würden, setzen sich im Gewebe fest und richten dort Schäden an. Nährstoffe werden nicht mehr ordentlich aufgenommen und verwertet.

Patienten, die unter Gicht beziehungsweise an erhöhten Harnsäurewerten leiden, können auch viel über eine Ernährungsumstellung erreichen. Purine werden freigesetzt durch Alkohol oder durch Fleisch, Innereien, Hülsenfrüchte. Aber auch bestimmte Medikamente erhöhen den Harnsäurewert – Chemotherapeutika zum Beispiel.
Auch Fasten kann Gicht auslösen.
Die Harnsäurekristalle lagern im Gelenk ein und sorgen dort für Entzündungen. Der Körper aktiviert wie üblich Zellen zum Abbau und auch hier wird immer ein Stück gesundes Gewebe mit abgetragen.
Wie schon erwähnt, kann eine Ernährungsumstellung schon Erleichterung bringen. Die maximale Purinzufuhr sollte bei maximal 2000mg/Woche liegen. Wichtig, neben der Ernährung, ist die Flüssigkeitszufuhr. Gerade das fällt vielen Patienten sehr schwer. Eine meiner Standardfragen bei der Anamnese ist: „Wie viel trinken Sie am Tag?“ Meist wird dann schon verlegen gekichert oder direkt gesagt: „Zu wenig.“
Harnsäurekristalle lagern sich aber nicht nur in den Gelenken ab. Sie führen auch in den Nieren zu irreversiblen Schäden. Gerade da ist das Trinken enorm wichtig.

Ist es nun zu einem Gichtanfall gekommen, kann man selbstständig, neben der Ernährungsumstellung, noch zusätzlich etwas gegen die Schmerzen und die Entzündung machen.

Umschläge mit **Heilerde** zum Beispiel binden die Giftstoffe, Schwermetalle und Säuren. Auch Basenbäder binden die Säuren. Dazu einfach einen Esslöffel Basenbad ins Waschbecken oder eine Schüssel geben, ein Tuch eintauchen, auswringen und als Wickel um das schmerzende Gelenk binden.

Vogelmiere hat eine schmerzhemmende Wirkung. Dazu entweder Vogelmieretee trinken oder als Tinktur (Alsine media von der Firma DHU) anwenden.
Vogelmiere enthält Eisen, Magnesium, Kalium, Kupfer, Phosphor, Zink, Kalzium, Vitamin C, Kieselsäure.
Für den **Tee** einfach zwei Teelöffel getrocknetes Kraut oder einen Teelöffel frische Vogelmiere mit 250ml heißem Wasser übergießen und fünf Minuten ziehen lassen.

Wer gerne badet, kann eine geriebene Ingwerknolle mit zwei Litern heißem Wasser übergießen. Fünfzehn Minuten ziehen lassen und dann mit ins Badewasser geben. Nachruhen ist anschließend sehr wichtig.

Ich persönlich arbeite gerne mit **Vitalpilzen** bei rheumatischen Erkrankungen.
Sind Autoimmunprozesse im Gange, kann der **ABM** dort eine gute Arbeit leisen.
Um entzündliche Prozesse zu lindern, eignet sich der **Reishi** sehr gut.

Um die Sehnen, Muskeln und Bänder zu stärken, wird der **Pleurotus** gerne eingesetzt, zur Knochenstärkung der **Maitake**, da er Ergosterol enthält, eine Vorstufe des Vitamin D.

Auch Patienten, die unter **Arthrose** leiden, profitieren von den Pilzen.
Der Knorpel unterliegt einem ständigen Auf- und Abbau.
Gelenkfehlstellungen begünstigen Arthrose, ebenso unausgewogene Ernährung, Vitaminmangel, Übersäuerung.
Vitalpilze wie zum Beispiel der **Reishi** enthalten entzündungshemmende Substanzen. Zudem hemmen sie die Ausschüttung von Histamin.
Der **Shiitake** enthält Mineralien und Vitamine, hat einen positiven Einfluss auf übersäuertes Gewebe.
Einen stärkenden Bezug auf Knorpel, Bändern, Muskeln und Sehen hat der **Pleurotus**. Durch ihn kann das Gelenk mehr Stabilität erfahren.
Besonders gerne empfehle ich aber die **Grünlippmuschel.** Sie hat einen hohen Gehalt an Omega-3-Fettsäuren und Glycosaminen. Diese sind wichtig für die Nährstoffversorgung der Gelenkschmiere.
Auch auf die Präparate der Firma Orthim greife ich gerne zurück. Die Arzneien bieten ein paar tolle Nährstoffkombinationen an wie zum Beispiel Condrotect-comp.-Gelenkvitalstoffe. Die dort enthaltenen Vitalstoffe wie Vitamin D, Vitamin C, Zink, Kupfer, Mangan, Selen, Chondroitinsulfat, Glucosaminsulfat, Hyaluronsäure dienen der Ernährung der Gelenkschmiere und so auch der Ernährung des Knorpelgewebes.

Auch die **Blutegel-Therapie** lässt sich bei rheumatischen und arthrotischen Beschwerden sehr gut einsetzen. Dafür wird, je nach Lokalisation, eine entsprechende Anzahl an Blutegeln aufgesetzt. Das Sekret der Blutegel hat eine schmerzlindernde, entgiftende Wirkung, die sogar recht schnell einsetzt.

Wenn Sie selbst von Rheuma, Gicht oder Arthrose betroffen sind, dann lassen Sie sich bei einem HeilpraktikerIn Ihres Vertrauens beraten. Es gibt viele naturheilkundliche Möglichkeiten, das Fortschreiten der Erkrankung zu bremsen oder zu mildern.

Vitamin D – das Sonnenvitamin

Sonnenvitamin deswegen, weil unser Körper es aus dem Sonnenlicht bilden, umwandeln und speichern kann. Ganz genau genommen ist Vitamin D allerdings gar kein Vitamin, sondern ein (Sonnen-)Hormon. Es wird zum Teil aus Cholesterin gebildet, zum Teil über die Nahrung aufgenommen, aber vor allem durch Sonneneinstrahlung über die Haut gebildet. In der Leber und den Nieren wird es dann in seine aktive Form umgewandelt, denn nur in der aktiven Form haben wir einen Nutzen aus ihm.

Die Vitamin-D-Synthese in der Haut macht bis zu 90 % der Gesamtmenge des Vitamin D aus und ist von der Jahreszeit, der Tageszeit, dem Wetter, dem Hauttyp, der Umgebung und der Kleidung abhängig. Die Verwendung von Sonnenschutzcremes mit hohem Lichtschutzfaktor reduziert die Vitamin-D-Aufnahme und seine Umwandlung stark.

Für die Bildung des Vitamins über die Haut sind UV-B-Strahlen, also Sonnenstrahlen, erforderlich. Ein tägliches Sonnenbad in den Sommermonaten kann die Vitamin-D-Produktion im Körper entsprechend ankurbeln. Dabei ist es sehr wichtig, dass man das tägliche Sonnenbad nicht übertreibt, denn ein Sonnenbrand wäre hier nicht zielführend. UV-B-Strahlen in zu hoher Dosierung können sogar hautschädigend wirken und Hautkrebs verursachen.

Die **Hauptaufgabe des Vitamin D** liegt darin, Kalzium (fachsprachliche Schreibweise: Calcium) und Phosphat aus dem Dünndarm aufzunehmen, um es für die Knochenhärtung bereitzustellen. Calcium ist zum größten Teil in den Knochen

und Zähnen eingelagert.
Sinkt der Calciumwert im Blut ab, wird aus einer inaktiven Vorstufe von Vitamin D das aktive Vitamin D3 hergestellt. Es fördert, zusammen mit dem Parathormon, die Freisetzung von Calcium aus den Knochen und sorgt dafür, dass der Körper mehr Calcium aufnimmt – und zwar im Darm. Dadurch steigt der Calciumwert im Blut wieder an.
Das oben erwähnte Parathormon wird in den Nebenschilddrüsen gebildet, welche auf der Rückseite der Schilddrüse liegt. Es steuert, wie schon erwähnt, den Calciumhaushalt im Blut. Liegt eine Überfunktion der Nebenschilddrüse vor, wird zu viel Calcium aus den Knochen gelöst. Dies kann auf Dauer zu Osteoporose führen. Bei einer Nebenschilddrüsenunterfunktion liegt ein Calciummangel im Blut vor. Der Körper reagiert auf den Mangel unter anderem mit Muskelkrämpfen.

Vitamin D ist also wichtig für den Knochenaufbau und -abbau, die Zähne, zur Vorbeugung von Osteoporose, für das Immunsystem, das Herzkreislaufsystem, die Muskulatur und das Nervensystem.
Vitamin D hat eine antithrombotische Wirkung, hemmt die überschießende Verhornung der Haut, stimuliert die Bildung von Fresszellen, um Bakterien und Viren zu beseitigen, und hat eine antientzündliche Wirkung.

Doch was passiert mit uns, wenn wir zu wenig Vitamin D aufnehmen oder bilden können? Wie macht sich ein Mangel im Körper bemerkbar?
Viele Menschen haben einen Vitamin-D-Mangel. Tägliches Arbeiten in geschlossenen Räumen bei künstlichem Licht, das ständige Auftragen hoher Lichtschutzfaktoren, Fehlernährung, Stress, Medikamente, chronische Darmerkrankungen ... – all

das macht es uns schwer, das Vitamin/Hormon zu bilden oder aufzunehmen.
Bei den Medikamenten gelten insbesondere Kortisonpräparate, Antiepileptika und Chemotherapeutika als Vitamin-D-Räuber.
Müdigkeit, Konzentrationsstörungen, Wachstumsstörungen bei Kindern, Nervosität, Schlafstörungen, Muskelschwäche, Muskelkrämpfe, Knochenschmerzen, deformierte Knochen (zum Beispiel X-Beine) durch Knochenerweichung sowie Herzrhythmusstörungen durch den Calciummangel sind die Folgen.
Meist zieht ein Mangel bei einem Vitamin oder Hormon einen weiteren, anderen Vitaminmangel mit sich.

Die einfachste Möglichkeit herauszufinden, ob Sie unter einem Mangel leiden, ist eine Blutuntersuchung. Diese kostet zwischen zwanzig und dreißig Euro und bringt Gewissheit, ob ein Mangel existiert und wie hoch dieser Mangel ist. Dieser Wert sollte immer vor einer Vitamin-D-Gabe geprüft werden, vor allem wenn hoch dosierte Präparate eingenommen werden sollen. Denn nur so lässt sich die Dosierung genau anpassen und eine Über- oder auch Unterdosierung vermeiden.
Uwe Gröber (Apotheker und Mikronährstoffspezialist) hat in einem Interview sehr treffend gesagt: „Bei unserem Auto lassen wir regelmäßig den Ölstand kontrollieren, warum lassen wir nicht auch bei uns regelmäßig bestimmte Werte kontrollieren?!“ Die regelmäßige Kontrolle einiger Werte würde uns vieles ersparen, der Motor würde immer rundlaufen und nicht hakeln.

Wer Vitamin D gerne zusätzlich über Lebensmittel zuführen möchte, wäre mit Lebertran und Fisch gut beraten. Hering,

Lachs, Makrele, Aal, Sardinen, Thunfisch enthalten reichlich von dem Vitamin. Wer kein Fisch mag oder vegan lebt, der greift zu Avocados und Champignons.
Aber auch ein paar Heilpilze sind reich an Vitamin D. Coprinus und Pleurotus zum Beispiel könnten bei der Behandlung von Mangelsymptomen eingesetzt werden.
Ob und welcher Pilz für Sie geeignet ist und ob dies dann ausreichend ist, sollte immer in einem Beratungsgespräch mit einem geeigneten Therapeuten stattfinden.

Bei den **Schüßler-Salzen** eigenen sich zum Beispiel die
Nr. 1 (Calcium fluoratum),
Nr. 2 (Calcium phophoricum) und
Nr. 11 (Silicea) sehr gut.

Die Generalversammlung der Vereinten Nationen hatte das Jahr 2015 als „Internationales Jahr des Lichts" ausgerufen. Ziel war es, den Menschen die zentrale Bedeutung des hellen Scheins für die Welt speziell in den Bereichen Medizin, Wissenschaft, Kunst und Kultur bewusst und sichtbar zu machen. Auch wenn das Jahr des Lichts mittlerweile verstrichen ist, möchte ich Ihnen nahelegen, sich so oft wie möglich ins Tageslicht, in die Sonne zu begeben, damit Ihr Körper reichlich vom Sonnenvitamin tanken kann. In diesem Sinne: Machen Sie jedes Jahr zu Ihrem persönlichen „Jahr des Lichts".

Das Immunsystem

Das Immunsystem ist eine Art Wächter über unseren Körper. Es passt auf, dass sich Viren, Bakterien, Pilze und Parasiten nicht hemmungslos vermehren und Schaden anrichten. Aber auch entartete, veränderte Körperzellen werden erkannt und beseitigt.

Man unterscheidet hierbei zwei Arten des Immunsystems – die erworbene Abwehr und die angeborene Abwehr.

Das **angeborene Immunsystem** besteht aus Granulozyten, Makrophagen, natürlichen Killerzellen, Mastzellen und dendritischen Zellen. Sie bilden die unspezifische Abwehr, welche sich sofort in Erscheinung bringt, wenn (unspezifische) Erreger in den Körper eingedrungen sind.

Granulozysten und Makrophagen sind Fresszellen und ernähren sich von Bakterien, toten Zellen und deren Trümmern.

Killerzellen hingegen haben ein feines Gespür für von Viren befallene Zellen und Tumorzellen.

Das **erworbene Immunsystem** besteht aus Antikörpern und Zytokinen. Antikörper werden über den mütterlichen Blutkreislauf an das Ungeborene übergeben oder über die Muttermilch. Auch Impfungen und durchlaufene Erkrankungen erzeugen Antikörper.

Unsere **Antikörper** entstehen aus den B-Lymphozyten und werden von T-Zellen bei ihrer Arbeit unterstützt. Sie besitzen Rezeptoren, um Antigene erkennen zu können und sind vergleichbar mit Spürhunden, die bestimmte Stoffe erschnüffeln können.

Bei der erworbenen Immunität unterscheidet man noch die natürliche erworbene Immunität und die künstlich erworbene Immunität.
Unsere Lymphozyten gehören zu den Leukozyten, zum so genannten weißen Blutbild. Sie entstehen im Knochenmark und im Thymus, den primären lymphatischen Organen und wandern von da aus in die Milz und die Lymphknoten, welche die sekundären lymphatischen Organe darstellen.
Bahnt sich ein Infekt an, läuft unser Immunsystem auf Hochtouren. Die Lymphknoten stellen dabei eine Art Kommandozentrale dar. Hier werden die Informationen über den Erreger zusammengetragen, ein Schlachtplan wird entwickelt, um zielgerichtet gegen die Erreger vorgehen zu können.
Unsere Lymphe durchfließt auf ihrem Weg durch unseren Körper mehrere Lymphknoten. Ist ein Infekt im Anmarsch oder sind Erreger in den Körper eingedrungen, wird die Lymphe in den Lymphknoten durchsucht und gefiltert. Durch die vermehrte Bildung von Lymphozyten schwillt/schwellen der/die Lymphknoten an. Die T-Zellen sind dabei ständig auf Patrouille und gucken nach, ob in den Lymphknoten Antigene gesammelt wurden.

Granulozyten, Makrophagen und dendritische Zellen sind zur Phagozytose, also zum Auffressen bestimmter Zellen befähigt und gehören dem angeborenen Immunsystem an. Das heißt, sie wissen von Anfang an, was ihre Bestimmung und Aufgabe ist, und können, im Falle einer Entzündung, direkt arbeiten.
Liegt eine Entzündung vor, wird Histamin aus den Mastzellen freigesetzt. Dies macht die Gefäße durchlässig und führt so zur Schwellung. Die Schwellung wiederum ruft Schmerzen hervor, da ein erhöhter Druck auf das Gewebe besteht. Verschiedene

Zellen des Immunsystems beginnen dann mit dem Aufräumen und Reparieren an der schadhaften Stelle.

Unter einem **Antigen** versteht man Stoffe, die eine Immunreaktion im Körper auslösen. Ein Antigen hat nichts mit Genetik beziehungsweise den Genen zu tun. Es setzt sich aus den Worten **Anti**body **Gen**erating zusammen, was so viel heißt wie „Antikörper erzeugend". Ein Antigen erzeugt also immer einen Antikörper und diese beiden passen dann zusammen wie ein Schlüssel zu einem Schloss.
Unser Immunsystem hat die Fähigkeit, körperfremde Strukturen zu erkennen, um so eine **Antigen-Antikörper-Reaktion** hervorzurufen. Kommt der Organismus ein zweites Mal mit dem Antigen in Kontakt, ist der Körper gerüstet und es liegen bereits entsprechende Antikörper vor.
Liegt eine **Autoimmunstörung** vor, kann das Immunsystem eigen nicht mehr von fremd unterscheiden und greift die körpereigenen Zellen an. Durch diese Reaktion kann es zu schweren Störungen der Organ-/Körperfunktionen kommen.
Die bekanntesten **Autoimmunerkrankungen** sind Multiple Sklerose, Hashimoto-Thyreoiditis, Morbus Crohn, rheumatoide Arthritis, Autoimmunhepatitis. Neben diesen Erkrankungen gibt es noch viele weitere.

Allergien

Auch bei einer **Allergie** kommt der Körper mit Antigenen in Kontakt und ruft eine Reaktion des Immunsystems hervor. Viele Allergien verlaufen eher harmlos, doch es gibt mitunter überschießende Reaktionen, die lebensbedrohlich sein können.

Wir unterscheiden **vier Allergietypen**:

- **Typ-1-Reaktion** = Soforttyp: Die Reaktion auf das Allergen erfolgt sofort. Es werden IgE-Antikörper (Immunglobulin E) gebildet. Die vermehrte Ausschüttung von Histamin und Prostaglandin verursacht in ganz kurzer Zeit Symptome wie Nesselsucht, Juckreiz, Durchfall.
- **Typ-2-Reaktion** = zytotoxischer Typ: Hier wurde die Zelle durch das Antigen befallen. Es werden Fresszellen gebildet, die diese befallenen Zellen zerstören und auffressen. Immunglobuline G (IgG) werden gebildet.
- **Typ-3-Reaktion** = Immunkomplex-Typ: Antikörper bilden einen Immunkomplex und nehmen mehrere Antigene gleichzeitig auf. Dies kann Entzündungen hervorrufen und dazu führen, dass auch körpereigenes Gewebe bei den Aufräumarbeiten mit abgebaut/angegriffen wird.
- **Typ-4-Reaktion** = Spättyp: Die Reaktion setzt verzögert ein, Stunden nach dem Eindringen/Freisetzen des Allergens.

Jeder Mensch hat eine **natürliche Schutzbarriere**, um seine Immunität aufrechtzuerhalten. Zu diesen Schutzbarrieren

gehört die Haut, die Schleimhaut in Nase, Hals und Rachen, die Tränenflüssigkeit, die Schleimhaut der Bronchien, die Schleimhaut der Harnwege und der Genitalien, die Darmschleimhaut.
Wird eine der Schutzbarrieren zerstört, können Viren, Bakterien, Parasiten hemmungslos eindringen und sich dort vermehren, Zellen und Gewebe zerstören ... Es wird eine Immunreaktion hervorgerufen und das ist auch gut so. Würde dies nicht passieren, wäre der Körper in recht kurzer Zeit von Bakterien, Viren, Pilzen oder Parasiten überschwemmt. Wir wären in Lebensgefahr!
Hier wird klar, dass das Immunsystem immer schön rundlaufen sollte und nie ins Stocken geraten darf. Die natürlichen Barrieren müssen aufrechterhalten werden. Jetzt stellt sich natürlich jedem unweigerlich die Frage, wie man das am besten macht. Wie hält man sein Immunsystem aufrecht und die Haut-/Schleimhautbarriere intakt?
Hier bieten sich viele Möglichkeiten.

Fangen wir mit den **Schüßler-Salzen** an:
Die Salze **Nr. 1** (Calcium fluoratum),
Nr. 3 (Ferrum phosphoricum),
Nr. 6 (Kalium sulfuricum),
Nr. 7 (Magnesium phosphoricum),
Nr. 11 (Silicea),
Nr. 19 (Cuprum arsenicosum),
Nr. 21 (Zinkum chloratum),
Nr. 23 (Natrium bicarbonicum)
halte ich für sehr geeignet zur Stärkung des Immunsystems. Diese Salze verbessern Stoffwechselvorgänge, regulieren und fördern die Selbstheilungskräfte des Körpers.

Neben den Schüßler-Salzen sind aber auch die **Vitalpilze** eine gute Möglichkeit, um das Immunsystem anzukurbeln und aufrechtzuerhalten.
Der **ABM** (Agaricus blazei murrill) wird vorrangig bei Autoimmunerkrankungen und Krebserkrankungen eingesetzt.
Der **Coriolus** hat antivirale und antibakterielle Wirkung und stärkt die zelluläre Abwehr.
Der **Hericium** und der **Pleurotus** wirken sich positiv auf die Darmschleimhaut und somit auf die Schutzbarriere aus.
Der **Reishi** hat eine starke antientzündliche Wirkung und hemmt die Histaminausschüttung.
Der **Shiitake** hat eine immunregulierende Wirkung, von der vor allem Krebspatienten profitieren.

Myrte, Lavendel, Bergamotte, Teebaum, Angelikawurzel, Zitrone – diese **ätherischen Öle** können zur Immunstärkung eingesetzt werden. Entweder als Ölmischung zum Einreiben oder für die Duftlampe haben sie antivirale, antibakterielle und eine die Selbstheilungskräfte regulierende Wirkung.

Aber nicht nur Viren, Bakterien, Pilze und Konsorten haben negative Wirkung auf das Immunsystem. Auch **Stress** – ganz egal, ob körperlich oder seelisch – hat eine schädliche Wirkung. Stress ist ein wahrer **Nährstoffräuber**. Und Nährstoffe, Vitamine und Spurenelemente sind lebenswichtig, um Körperfunktionen aufrechterhalten zu können.
Vitamin C, Zink, Vitamin D, Selen, Kupfer, Folsäure, Eisen – sie alle sind wichtig und müssen, in besonders stressigen Zeiten oder nach langen Krankheitszeiten, extra zugeführt werden.
Schweine-/Rinderleber, Hühnereigelb, Hülsenfrüchte wie Linsen, Erbsen und Bohnen, Pfifferlinge, Blutwurst und Haferflocken sind Eisenlieferanten.

Acerolakirsche, Hagebutte, Sanddorn, schwarze Johannisbeere, Kiwi, Ananas liefern uns Vitamin C.
Manchmal jedoch reicht die Zufuhr über die Ernährung nicht aus, dann sollte auf hochwertige und ausgewählte Vitaminpräparate zurückgegriffen werden. Hier sollte ein erfahrener Therapeut beratend zur Seite stehen.

Um das Immunsystem über den Darm zu stärken, um die Darmschleimhaut optimal aufzubauen, hält die Firma Orthim ein Präparat für uns bereit. Orthoflor immun beinhaltet Zink und drei Milchsäurebakterienstämme. Ob Orthoflor immun auch für Sie geeignet ist, sollten Sie mit Ihrem Heilpraktiker besprechen.

Wer viel Stress hat, sollte **Vitamin B6** und **Vitamin B12** im Auge behalten. Vitamin B12 hat eine wichtige Aufgabe im Bereich der **Blutbildung**. Liegt ein Mangel vor, macht sich das zuerst an den roten Blutkörperchen, an den Erythrozyten bemerkbar. Außerdem wird es für diverse Stoffwechselvorgänge benötigt.
Vitamin B6 ist maßgeblich an der Zellteilung und am Zellwachstum beteiligt. Liegt ein Mangel an B6 vor, hat dies negativen Einfluss auf die Thymusdrüse und somit auf die Leukozytenproduktion.

Sodbrennen ist nicht gleich Sodbrennen – übersäuert oder untersäuert, das ist hier die Frage

Gerade in der Weihnachtszeit muss unser Magen viel durchmachen. Es wird gegessen und getrunken und von allem viel zu viel.

Unser Magen besteht aus einem Eingangsbereich, welcher sich direkt an das untere Ende der Speiseröhre (Ösophagus) anschließt, einem Magenkörper sowie einem Magenausgang. An den Ausgang schließt sich, getrennt durch den Magenpförtner, der Zwölffingerdarm an. Der Zwölffingerdarm ist bei Weitem nicht so beweglich wie Dünn- oder Dickdarm, liegt im rechten Oberbauch und umschließt den Kopf der Bauchspeicheldrüse. Mittig im Zwölffingerdarm befindet sich der Ausführungsgang der Bauchspeicheldrüse (Pankreas) und auch der Gallengang mündet dort in eine Schleimhautfalte hinein.

Im Magen selbst findet sich **quer, längs und schräg verlaufende Muskulatur**. Durch die Muskulatur wird die Magenaktivität unterstützt und aufrechterhalten. Ohne sie würde aufgenommene Nahrung wie ein dicker Klumpen einfach im Magen liegen bleiben. Mit Hilfe der Magenmuskulatur wird die Nahrung bewegt, zerkleinert, kann besser verdaut und aufgespalten werden. Für die Verdauung und Aufspaltung braucht der Magen neben einer intakten Muskelarbeit auch noch den Magensaft. Verschiedene Zellen im Magen bilden täglich circa zwei bis drei Liter Magensaft,

welcher sich aus verschiedenen Bestandteilen, wie zum Beispiel Wasser, Salzsäure, Eiweiß spaltende Enzyme, dem Intrinsic-Faktor zusammensetzt. In welcher Menge und in welcher Zusammensetzung der Magensaft produziert wird, hängt mit der aufgenommenen Nahrung zusammen. Einige Bestandteile werden kontinuierlich hergestellt, andere nur bei Bedarf. Die dafür zuständigen Zellen der Magenschleimhaut sind die **Hauptzellen, Nebenzellen und Belegzellen**. Sie produzieren Schleim als Schutz vor der Selbstverdauung durch die Magensäure Pepsinogen, ein Verdauungsenzym, den Intrinsic-Faktor, welcher für die Aufnahme des wasserlöslichen Vitamins B12 unverzichtbar ist und Salzsäure.
Der Intrinsic-Faktor bildet zusammen mit dem Vitamin B12 einen Komplex, der das Vitamin vor vorzeitiger Verdauung und der damit verbundenen Zerstörung schützt. Eingewickelt in eine solche „Schutzfolie", kann es dann im Dünndarm aufgenommen und verwertet werden. Fehlt diese Schutzfolie, würde das Vitamin zerstört werden und könnte nicht aufgenommen werden. Dabei wird Vitamin B12 für viele Vorgänge im Körper gebraucht: Blutbildung, Zellteilung, Zellreifung, Aufbau der Nervenzellmenbranen, Homocysteinstoffwechsel ...

Kommt es zu Veränderungen im Magen und bei der Magensaftzusammensetzung, kann dies weitreichende Folgen für die Verdauung, die Vitamin-Resorption und auch für das Immunsystem haben.
Stress, falsche Ernährung, Nikotin, Alkohol, Medikamente können den Magen schädigen.
Die Folgen sind Magenschmerzen, Magenbrennen, Sodbrennen, Aufstoßen, Blähungen – Beschwerden, die sicher jeder von uns schon mal hatte.

Wir essen zu viel, zu schnell und dann auch noch zu ungesund. Wir trinken zu viel Kaffee und Alkohol, bewegen uns zu wenig, sind dauerhaft stressgeplagt. Kein Wunder, dass uns dies dann auf den Magen schlägt.

Erschreckend finde ich persönlich, dass immer mehr Kinder vom Reizmagen oder der Reizdarmsymptomatik betroffen sind. Noch erschreckender aber ist, dass oftmals direkt Säureblocker oder Protonenpumpenhemmer (PPI) eingesetzt werden. Protonenpumpenhemmer hemmen die Protonenpumpe, welche die Säure aus den Zellen in den Magen transportiert. Gerne und oft werden die PPI auch begleitend als sogenannter Magenschutz eingesetzt, wenn Patienten längere Zeit zum Beispiel Schmerzmittel einnehmen sollen/müssen.
Wird jedoch die Säureproduktion unterdrückt, werden auch andere Vorgänge gestört. Nahrung wird nicht mehr aufgespalten, Nährstoffe können nicht aufgenommen werden, die Bildung des Intrinsic-Faktors wird gestört und damit auch unter anderem die Aufnahme von Vitamin B12.

Wer schon mal den Beipackzettel der Protonenpumpenhemmer gelesen hat, hat sicher festgestellt, dass dort Nebenwirkungen wie zum Beispiel Magenschmerzen, Durchfall, Verstopfung, Blähungen, Übelkeit und Erbrechen aufgelistet sind.
Durch die gehemmte Säure steigt der pH-Wert im Magen an, Mineralstoffe, Spurenelemente können dadurch nicht mehr aufgenommen werden, Erreger können, mangels Säure, nicht mehr abgetötet werden, unverdaute Eiweiße gelangen ins Blut und werden dort vom Immunsystem attackiert.

Sodbrennen ist nicht gleich Sodbrennen

Liegen Magenschmerzen, Aufstoßen, Übelkeit vor, denken viele immer zuerst an zu viel Magensäure. Doch es muss nicht immer zu viel Magensäure schuld an den Beschwerden sein. Liegt **zu wenig Magensäure** vor, kann dies die gleichen Symptome hervorrufen wie zu viel Magensäure. Sodbrennen ist eben nicht gleich Sodbrennen. Welche Folgen sich aus dem Magensäuremangel ergeben, habe ich ja schon beschrieben. Der sich daraus ergebende Mangel an Vitaminen, Nährstoffen und Spurenelementen kann, je nachdem, wie lange das Problem schon besteht, gravierend sein. Mangel an Eisen, Vitamin B12, Vitamin B6, Folsäure, Kalzium, Zink, Selen, Kupfer, Chrom ... Die Folge des Mangels an Nährstoffen sind Osteoporose, Erschöpfung, Haarausfall, Blutbildungsstörungen ... Die Folgen, die durch den Säuremangel entstehen, könnten zum Beispiel Darmfehlbesiedlungen, Allergien, Nahrungsmittelunverträglichkeiten, Asthma, Histaminintoleranz sein.
Bei der Therapie sollte die Behandlung der Ursache an erster Stelle stehen. Ursachen für einen Säuremangel können etwa Helicobacter pylori, PPI-Einnahme, falsche Ernährung, beschleunigtes Altern sein.

Ein **Überschuss an Magensäure** kann zum Beispiel durch hastiges Essen, unzureichendes Kauen, Stress und so weiter entstehen.

Egal ob Mangel oder Überschuss, Sie sollten zuerst Ihre **Ernährungsgewohnheiten überarbeiten**. Essen Sie langsam und in Ruhe, kauen Sie alles ordentlich. Trinken Sie nicht zu viel zu den Mahlzeiten, essen Sie nur dann, wenn Sie hungrig sind, und nicht, wenn es die Zeit vorgibt.

Einen Säuremangel können Sie mit **Bitterstoffen** anfangen zu regulieren. Trinken Sie Sauerkrautsaft und grüne Smoothies. Streichen Sie Fertigprodukte und stark zuckerlastige Produkte von Ihrem Speiseplan.

Wenn Sie schon längere Zeit Protonenpumpenhemmer einnehmen, sollten Sie diese nicht einfach eigenmächtig absetzen. Lassen Sie sich auch hier von einem Heilpraktiker/Heilpraktikerin beraten.
Weitere mögliche therapeutische Maßnahmen wären möglich mit Schüßler-Salzen, Vitalpilzen und Kräutern.

Schüßler-Salze:

Nr. 8 – Natrium chloratum: eingesetzt zur Flüssigkeitsregulation, bei Magenbeschwerden.
Nr. 9 – Natrium phosphorium: eingesetzt bei Verdauungsproblemen.
Nr. 10 – Natrium sulfuricum: eingesetzt bei Schwäche der Verdauungs- und Ausscheidungsorgane.
Nr. 23 – Natrium bicarbonicum: eingesetzt um Stoffwechselvorgänge zu verbessern

Vitalpilze:

Auricularia – befeuchtet die Schleimhäute und lindert Schleimhautentzündungen.
Hericium – schützt und regeneriert Schleimhäute.
Reishi – reguliert Entzündungen, wirkt sich positiv auf Reizdarm/Reizmagen aus.

Kräuter:

Hier lassen sich, wie schon erwähnt, die Bitterstoffe gut einsetzen.

Um die Magensäure anzuregen:

- Ingwer
- Mariendistel
- Liebstöckel
- Basilikum
- Kalmus
- Enzian
- Kümmel
- Bertram
- Engelwurz

Bei **Übersäuerung** des Magens:

- Kartoffel
- Karotte
- Lein
- Pfefferminze
- Tausendgüldenkraut
- Kalmus
- Eiche
- Kamille
- Melisse
- Salbei
- Anis

Wer unter einem **nervösen Magen** leidet, der kann sich auch einen Tee bereiten: Hopfenzapfen, Melisse, Pfefferminze, Kamille.

Auch Luvos® -**Heilerde** eignet sich hervorragend, um Magen-probleme anzugehen.

Wer **<u>ätherische Öle</u>** einsetzen möchte, der versucht es gerne mal mit Kamille, Schafgarbe, Wacholder.

Ob bei Ihnen nun ein Mangel oder ein Überschuss besteht, sollten Sie in einem persönlichen Gespräch mit einem Heilpraktiker/Heilpraktikerin Ihres Vertrauens klären.

Klein, fein und manchmal gemein – die Schilddüse

Die Schilddrüse ist, ähnlich dem Herzen, wie ein kleiner Motor in unserem Körper. Ist sie in der Überfunktion, beschleunigen sich sämtliche Lebensvorgänge in unserem Körper, oft sogar merklich. Das Herz schlägt schneller und manchmal sogar mit dem einen oder anderen Extraschlag, der Puls ist erhöht, der Stoffwechsel arbeitet schneller, uns ist eher warm als kalt, und obwohl wir viel essen, nehmen wir eher ab, um nur ein paar Beispiele zu nennen. Der Schilddrüsenmotor läuft auf Hochtouren und heizt uns ordentlich ein.

Bei der Unterfunktion hingegen passiert meist genau das Gegenteil. Wir werden träge und langsam, depressiv, wir nehmen zu, obwohl wir nicht mehr essen als sonst, uns ist eher kalt, die Haare fallen aus, es entsteht eine Neigung zu Fehlgeburten, nächtliches Kribbeln, Einschlafen der Hände, brüchige Nägel ...

Gesteuert wird unsere Schilddrüse durch die Hypophyse. Sie ordnet an, ob Hormone (TSH) ausgeschüttet werden sollen oder ob die Produktion und Ausschüttung zurückgenommen werden soll.

Das TSH steuert dann die Produktion von Thyroxin und Trijodthyronin. Steigen fT3 (freies Trijodthyronin) und fT4 (freies Thyroxin) im Blut an, wird die TSH-Produktion automatisch gehemmt. Fällt die Konzentration von fT3 und fT4, wird wieder mehr TSH gebildet. So soll eine Konstante im Körper erhalten werden. Die jodhaltigen Hormone T3 und T4 wirken auf viele Körperfunktionen ein, wie zum Beispiel den

Energiestoffwechsel, den Sauerstoffverbrauch, die Körpertemperatur, die Herz-/Kreislauffunktion, die Magen-/Darmaktivität. Geraten diese drei Hormone durcheinander, ist das Chaos im Körper perfekt.
Aber die Schilddrüse ist nicht nur für die oben genannten Hormone zuständig. Sie steuert auch das Calcitonin, welches für den Knochenaufbau und -abbau zuständig ist.
Neben der Über-/Unterfunktion kann es aber auch zu entzündlichen Prozessen in der Schilddrüse kommen. Die Hashimoto-Thyreoiditis ist gekennzeichnet durch sehr unterschiedliche Symptome. Anfänglich können sich sicher eher Symptome der Überfunktion zeigen, im weiteren Verlauf Symptome der Unterfunktion sowie schwankende Hormonwerte. Hashimoto ist eine Autoimmunerkrankung. Der Körper greift sein eigenes gesundes Gewebe an und zerstört es. Das Immunsystem reagiert überschießend, kann nicht mehr zwischen Freund und Feind unterscheiden und greift das entzündete und auch das gesunde Gewebe an.
Die Ursachen einer solchen Autoimmunerkrankung können zum Beispiel Stress, Viren, Bakterien, Pilze, Parasiten sein, aber auch bestimmte Medikamente, Umweltschadstoffe, Schwermetallbelastungen, genetische Faktoren, Lebensmittel kommen dafür infrage.
Neben den Symptomen der Schilddrüsenfehlregulation kann die überschießende Immunreaktion auch noch zusätzlich Symptome zeigen.
Diese reichen von Muskel-/Gelenkschmerzen über Fieber beziehungsweise Fieberschüben, erhöhten Leberwerten, Hautveränderungen und Hautreaktionen bis hin zu Magen-Darm-Beschwerden.
Immunprozesse können verschiedene Organe betreffen – die Schilddrüse, das Nervensystem, die Leber, die Haut, den Darm,

die Muskulatur und die Gelenke.
Bei der Hashimoto-Thyreoiditis weisen nicht immer direkt die Blutwerte auf die Erkrankung hin. Oftmals wird leider nur der TSH-Wert bestimmt. Doch der allein reicht für eine anständige Diagnose nicht aus. Für eine gesicherte Diagnose ist es wichtig, die Werte TSH basal, ft3, ft4 sowie die Antikörper Anti-TPO-Ak, TAK, MAK zu bestimmen. Sinnvoll ist zudem auch ein Ultraschall der Schilddrüse, um deren Größe zu erfassen und um zu gucken, ob sich Knoten in ihr befinden.
Bedingt durch den durcheinandergeratenen Stoffwechsel, die gestörte Magen-Darm-Funktion und die chronische Entzündung, liegt bei vielen Patienten auch noch zusätzlich ein Nährstoffmangel vor. Wobei auch hier denkbar wäre, dass ein massiver Nährstoffmangel zu den Problemen geführt und die Störung ausgelöst hat. Zink, Selen, Eisen, Ferritin, Magnesium, Vitamin B6, Vitamin B12, Jod sollten gleichfalls mit in Augenschein genommen werden. Interessant ist auch ein Aminogramm, bei dem die Aminosäuren genauer untersucht werden, sowie die Kontrolle der Nebennieren und der Sexualhormone Östrogen, Progesteron etc.

So weit, so gut. Nun wissen wir ganz grob, wie die Schilddrüse arbeitet. Zielführend ist es, die schmetterlingsförmige Drüse auf ein Niveau zu bringen, auf dem wir uns wohlfühlen.
Doch was nun? Was, wenn die Funktion der Schilddrüse gestört ist? Wie kann ich die Selbstheilungskräfte des kleinen Organs anregen? Hier noch mal **zusammengefasst** ein paar naturheilkundliche Ansätze, die natürlich noch individuell auf jeden Einzelnen abgestimmt werden müssten:

– **Darmsanierung**: damit wichtige Nährstoffe nicht im Nirwana verschwinden. Einen nicht intakten Darm kann man sich, übertragen gesprochen, wie ein löchriges Sieb vorstellen.

Wichtige Nährstoffe gehen durch die Löcher verloren. Schadstoffe, die eigentlich ausgeschieden werden sollten, kommen durch die Löcher wieder in den Kreislauf und schädigen dort den Organismus.

– **Schwermetallausleitung**: Schwermetalle können die Schilddrüsenfunktion und auch wichtige Stoffwechselvorgänge blockieren.
– **Einsatz von Antioxidantien**: Antioxidantien fangen freie Radikale und helfen, das Immunsystem zu stabilisieren, Entzündungen einzudämmen.
– **Bewegung,** um den Stoffwechsel auf Trab zu bringen.
– **kontrollierte Sonnenbäder,** um die Vitamin-D-Bildung anzuregen.
– **Bestimmung der weiblichen Hormone** (Östrogen/Progesteron), denn auch sie werden von der Hypophyse gesteuert.

Die Natur bietet uns zudem noch Mittel wie zum Beispiel Fucus vesiculosus (Blasentang).

Die **Homöopathie** arbeitet gerne mit den Mitteln Ammonium bromatum, Calcium jodatum, Spongia, Calcium carbonicum, Barium jodatum und Thyreoidinum. Wobei Sie immer einen Therapeuten aufsuchen sollten, bevor Sie eigenmächtig diese Präparate einsetzen.

Bei den **Schüßler-Salzen** wäre die Nummer 7 denkbar, aber auch die Nummern 13, 14 und 15 könnten, individuell abgestimmt, eingesetzt werden.

Nr. 7 (Magnesium phosphoricum) ist quasi das Schmerzmittel unter den Schüßler-Salzen.

Nr. 13 (Kalium arsenicosum) lindert Beschwerden, welche durch eine **Schilddrüsenüberfunktion** ausgelöst sind. Dieses

Salz bremst den Stoffwechsel, wirkt Nervosität und Unruhe entgegen.
Nr. 14 (Kalium bromatum) hat ebenfalls eine mildernde Wirkung auf **Überfunktionsbeschwerden**.
Nr. 15 (Kalium jodatum) hat eine **regulierende Wirkung** auf die Schilddrüse und deren Funktionalität.
Nr. 3 (Ferrum phosphoricum), die **Nr. 8 (Natrium chloratum)**, **Nr. 12 (Calcium sulfuricum) nimmt man ein,** um die Entzündung bei Hashimoto-Thyreoiditis zu lindern.

Vitalpilze

Der **ABM** (Agaricus blazei murrill) ist ein Pilz, der sich regulierend auf das Immunsystem auswirkt und so eine positive Wirkung bei Hashimoto hat.
Um die Entzündung anzugehen, eignet sich der **Reishi** hervorragend, der **Cordyceps** nimmt aufgrund seiner adaptogenen Wirkung Einfluss auf die körpereigene Regulation in die gewünschte Richtung.

Mineralstoffe/Spurenelemente

Selen – Selen benötigt der Körper für die Bildung von aktiven Schilddrüsenhormonen, für ein intaktes Immunsystem, zur Bindung und Ausleitung von Schwermetallen, zur Förderung der Entgiftungsleistung. Selen schützt Zellen vor oxidativem Stress.
Jod – Jod ist Bestandteil der Schilddrüsenhormone und hat regulativen Einfluss auf den Protein- und Kohlenhydratstoffwechsel sowie auf die Regulation der Kälte-

und Wärmeempfindung.
Magnesium – Magnesium dient zur Aufrechterhaltung normaler Muskel- und Nervenfunktion und hat unterstützenden Einfluss auf die Zellteilung.
Vitamin D – Vitamin D hat eine antientzündliche Wirkung, reguliert die Aufnahme von Calcium aus dem Darm.
Vitamin B6 – Vitamin B6 beteiligt an der Blutbildung, Entgiftung und an der Regulation des Immunsystems.
Vitamin B12 – Vitamin B12 unterstützt das Immunsystem, die Blutbildung und die Entgiftung. Vitamin B12 wird benötigt, um die Myelinscheide der Nervenzelle aufzubauen und zu erhalten.

Auch die **Ernährung** darf nicht außer Acht gelassen werden. Hier kann ich das Buch „Weizenwampe" empfehlen. Der Zusammenhang von Entzündung und Weizenmehl wird dort sehr gut beschrieben. Die Ernährung sollte so umgestellt werden, dass Kohlenhydrate deutlich reduziert werden, um Blutzucker-schwankungen zu verhindern. Zucker, Weizenmehl, gezuckerte Getränke, Energydrinks, Fertiggerichte werden vom Speiseplan gestrichen. Auch Lebensmittel welche Arachidonsäure enthalten, wie zum Beispiel Schweinefleisch/-wurst, sollten gemieden werden. Arachidonsäure gilt als entzündungs-fördernd.

Omega-3-Fettsäuren haben einen positiven Einfluss auf entzündliche Prozesse im Körper. Auch hier sollte ein eventueller Mangel ausgeglichen werden.

Bleibt eine Schilddrüsenfehlfunktion unbehandelt, kann das schwerwiegende Folgen nach sich ziehen. Holen Sie sich also bei Verdacht immer einen Expertenrat ein.

Hämorrhoiden

Hämorrhoiden sind schrecklich unangenehm. Wer schon mal welche hatte, der weiß, wovon ich rede. Die Symptome, die Hämorrhoiden mit sich bringen, reichen von Jucken am After über Blutungen/Blutspuren bis zu extremen Schmerzen. Patienten, die unter Hämorrhoiden leiden, sprechen selten darüber. Es scheint nach wie vor ein schambehaftetes Thema zu sein, über das viele nicht mal mit ihrem Heilpraktiker oder ihrem Arzt reden. Hämorrhoidalleiden werden bei mir in der Praxis immer im Anamnesebogen mitabgefragt.

Hämorrhoiden werden in vier Stadien eingeteilt:
Stadium I – meist schmerzloses Stadium. Die Hämorrhoiden fallen, wenn überhaupt, nur durch hellrotes Blut auf dem Stuhl oder durch Juckreiz im Analbereich auf.
Stadium II – Die Hämorrhoiden treten zeitweise hervor, ziehen sich aber selbstständig wieder zurück. Die Symptome in diesem Stadium können sein: Jucken, Brennen, Schmerzen, Blutungen.
Stadium III – die Hämorrhoiden sind äußerlich sichtbar, lassen sich aber noch manuell zurückdrücken.
Stadium IV – die Hämorrhoidalknoten lassen sich nicht mehr manuell zurück in den After drängen.

Die Ursache der Hämorrhoiden liegt in schwachem Bindegewebe und schwachen Venenwänden. Faktoren wie zum Beispiel Bewegungsmangel, falsche Ernährung, starkes Pressen auf der Toilette, Übergewicht, übermäßiger Alkohol-

genuss, Schwangerschaft begünstigen die Entstehung.
Aber auch ein erhöhter Pfortaderdruck kann das Aufkommen von Hämorrhoiden fördern. Die Pfortader nimmt das nährstoffreiche Blut aus Magen, Darm, Milz und Bauchspeicheldrüse auf und leitet es an die Leber weiter. In der Leber trifft das Blut aus der Pfortader auf das sauerstoffreiche Blut aus der Leberarterie und vermischt sich.
Die Aufgabe der Leber ist es dann, die Nährstoffe aufzunehmen, Toxine und Abfallprodukte abzubauen. Zucker, Fett und Aminosäuren werden in ihr gespeichert, umgewandelt und bei Bedarf abgegeben.
Patienten mit Leberstörungen haben nicht selten ein Problem mit der Blutgerinnung. Die Leber produziert unter anderem auch Eiweiße respektive Gerinnungsfaktoren, die der Körper zwingend braucht, damit das Blut flüssig bleibt und es nicht zu Blutgerinnseln kommt oder das Blut gar zu flüssig und ungerinnbar wird.
Wird die Funktion der Leber durch Zellschädigung gestört, kann sie ihren zahlreichen Aufgaben nicht mehr in vollem Umfang nachkommen. Zudem kann das Blut aus der Pfortader nicht mehr in vollem Maße aufgenommen werden. Das Pfortaderblut staut sich zurück, der Druck in der Pfortader erhöht sich.
Da unser Körper aber sehr kreativ ist, wenn es um die Selbsterhaltung geht, bildet er kurzerhand Umgehungskreisläufe. Die Hämorrhoidalvenen, welche sich natürlicherweise am After befindet, schwellen an, können sich entzünden und schmerzen.
Die Behandlung der Hämorrhoiden sollte also auch immer neben einer Ernährungsumstellung, Gewichtsreduktion (im Falle von Übergewicht) und einer Änderung der Lebensweise (Bewegung) eine Behandlung der Leber einschließen.

Symptomatisch werden Hämorrhoidalleiden meistens mit Zäpfchen und Salben behandelt, die den Juckreiz, die Blutungen und die Schmerzen lindern.
Hamamelis ist eine der gängigsten Pflanzen, die hierbei eingesetzt werden. Sie hat eine antientzündliche, blutstillende und wundheilende Wirkung. Hamamelis kann auch gut als Kompresse äußerlich angewendet werden oder auch als Sitzbad.
Auch Präparate, die **Rosskastanie** enthalten, werden gerne genommen. Die Rosskastanie hat eine hervorragende stärkende Wirkung auf Venen. Sie wirkt zudem antientzündlich, zusammenziehend und blutungsstillend. Rosskastanientinktur kann jeder ganz einfach und kostengünstig selbst herstellen. Verwendung findet die Tinktur zum Beispiel äußerlich bei Krampfadern. Alkoholhaltige Tinkturen am Po anzuwenden, ist allerdings nicht unbedingt zu empfehlen. Da sollte man dann lieber auf alkoholfreie Salben oder Zäpfchen zurückgreifen.
Sitzbäder mit Kamille und Arnika wirken entzündungshemmend und fördern die Wundheilung.

Auch **Schüßler-Salze** können gegen Hämorrhoiden eingesetzt werden:
Nr. 1 (Calcium fluoratum): Dieses Salz stärkt geschwächtes Bindegewebe und Blutgefäße.
Nr. 4 (Calcium chloratum): Das Kaliumchlorid wird immer dann eingesetzt, wenn sich Entzündung da ist.
Nr. 7 (Magnesium phosphoricum): Dieses Salz findet seinen Einsatz bei Schmerzen und Krämpfen und kann Blutgefäße stabilisieren.
Nr. 11 (Silicea): Die Kieselerde ist das Mittel der Wahl bei Bindegewebsschwäche.
Nr. 18 (Calcium sulfuratum): Dieses Mineralsalzpräparat kann

innerlich (Tablette) und äußerlich (als Salbe) bei schlecht heilenden Wunden eingesetzt werden sowie zur Entgiftung.

Zur **Leberzellregeneration** werden folgende Salze bevorzugt eingesetzt:

- Nr. 6 Kalium chloratum
- Nr. 10 Natrium sulfuricum
- Nr. 17 Manganum sulfuricum
- Nr. 22 Calcium carbonicum
- Nr. 26 Selenium

Leberregenerierend und -schützend wirken neben den aufgeführten Salzen auch die **Heilkräuter** Mariendistel, Löwenzahn, Artischocke, Enzian, Eisenkraut und Salbei.

Bei den **Vitalpilzen** hat der Reishi den größten Bezug zur Leber. Um die Verdauung zu fördern und um die Schleimhäute zu regenerieren, kann der Hericium gut eingesetzt werden. Gerade für Patienten, die auf der Toilette ständig stark pressen müssen, kann eine Verdauungsförderung vorteilhaft und hilfreich sein.
Der Polyporus hat eine venenstärkende Wirkung und unterstützt die natürliche Darmflora.

Wie schon zuvor erwähnt, ist auch eine **gesunde Darmflora** unerlässlich, wenn es um die Behandlung von Hämorrhoiden geht. **Nur ein intakter Darm ist ein guter Darm.**
Da die Pfortader das Blut unter anderem auch vom Darm aufnimmt und der Leber zuführt, ist es unerlässlich, dafür zu sorgen, dass so wenige Toxine wie möglich in die Leber gelangen.

Hier auf gut Glück zu therapieren, halte ich persönlich für wenig sinnvoll. Da die Darmflora aus mehr als zwei Bakterienarten besteht, sondern auch andere Domänen von Mikroorganismen enthält, ist es mir immer sehr wichtig zu kontrollieren, wo genau das Problem liegen könnte.

Sie sehen, Hämorrhoiden haben nicht nur einen einzigen Behandlungsansatz. Aus ganzheitlicher Sicht gehört mehr zur Therapie, als nur die Symptome zu beseitigen.

Diagnoseverfahren in der Naturheilkunde

Irisdiagnose

Die Iris funktioniert wie eine Projektionsfläche, auf der jedes Organ sein spezielles Projektionsfeld hat.
In diesem Projektionsfeld können sich bereits geringste Abweichungen von gesund in Richtung krank darstellen. Je nach Art, Größe und Ausprägung dieser Zeichen kann der Patient und sein konstitutioneller und auch derzeitiger Zustand beurteilt werden. Hat die Person viel Stress, ist der Darm angespannt/verkrampft. Liegt eine Übersäuerung vor oder besteht die Neigung zu Allergien? Wie steht es um die erblichen Schwächen des Patienten? Oft zeigen sich schon Zeichen im Auge, bevor der Patient Symptome verspürt. Dies kann ein frühzeitiges therapeutisches agieren ermöglichen.
Eine exakte Diagnose kann allerdings nicht allein aus der Iris gestellt werden. Die Irisdiagnose ist jedoch ein sehr gutes ergänzendes diagnostisches Mittel.

Urindiagnostik

Es gibt verschiedene Möglichkeiten, den Urin zu untersuchen. Es gibt sogenannte Urinstix/Urinteststreifen, mit denen man testen kann, ob sich Blut im Urin befindet oder Zucker, Eiweiß oder Abbauprodukte des roten Blutfarbstoffes. Auch der pH-Wert im Urin lässt sich mittels Teststreifen kontrollieren.
Bei der traditionellen Urinfunktionsdiagnostik wird der Urin vorher speziell behandelt und aufgekocht. So lässt sich kontrollieren, ob eine der folgenden Erkrankungen vorliegt:

- Leberstörungen
- Gallenstörungen
- Krebs
- Darmstörungen
- Nierenerkrankungen

Der Urin kann aber auch durch ein spezielles Labor untersucht werden. Stoffwechselstörungen, Nierenerkrankungen, Nährstoffverwertstörungen etc. können so kontrolliert werden.

Stuhldiagnostik

Mittels Stuhluntersuchung kann zum Beispiel die Darmflora untersucht werden. Aber auch der pH-Wert, die Konsistenz, Verdauungsrückstände geben Rückschlüsse auf den Zustand des Darms.

Speicheldiagnostik

Über die Speicheluntersuchung lassen sich zum Beispiel hormonelle Störungen untersuchen.

Blutdiagnostik

Blut kann auf unterschiedlichen Wegen entnommen werden.
Kapillarblut – ein kleiner Pieks in die Fingerbeere oder das Ohrläppchen reicht hier schon, um einen Tropfen Blut zu gewinnen. Das Blut kann dann unter dem Mikroskop betrachtet werden.
Venöses Blut – mit einer Kanüle wird Blut aus einer Vene entnommen und mit einer Monovette aufgezogen. Bei dieser Untersuchung kann zum Beispiel der Vitalstoffstatus des Körpers kontrolliert werden. Das Blutbild gibt Aufschluss über die Blutzellen, aber auch Hormone, Entzündungsparameter und andere Stoffe und Werte lassen sich so bestimmen.

Naturheilkundliche Behandlungsmöglichkeiten

Baunscheidtieren

Das **Baunscheidtieren** gehört wie das Schröpfen oder die Blutegelbehandlung zu den ausleitenden Verfahren.

Mit feinen, sterilen Nadeln wird die Haut „angepiekt“. Anschließend wird ein spezielles Öl auf die gestichelten Hautbereiche aufgetragen. Nach wenigen Minuten entstehen dort Quaddeln, die Haut rötet sich.

Die so entstandene Mehrdurchblutung löst Verspannungen, aktiviert den Lymphfluss und das Immunsystem und kann Schmerzen reduzieren.

Einsatzbereiche der Baunscheidt-Therapie sind degenerative Veränderungen des Bewegungsapparates, Verspannungen, Infektanfälligkeit, Ohrgeräusche ...

Schröpfen

Schröpfen zählt zu den ältesten angewendeten ausleitenden Verfahren, deren Ziel es ist, schädliche Stoffe oder krank machende Substanzen aus dem Körper zu entfernen.
Zum einen verbessert das Schröpfen die lokale Durchblutung, den Lymphfluss und den Stoffwechsel im behandelten Hautareal, lockert in der betreffenden Region Verspannungen und Verhärtungen (Gelosen) und kann Schmerzen lindern. Zum anderen befinden sich am Rücken auch bestimmte Schröpfzonen, die als Reflexzonen gelten und mit inneren Organen und Organsystemen in Verbindung stehen. Diese können durch das Schröpfen positiv beeinflusst werden.

Außerdem wird durch das Schröpfen das Immunsystem angeregt und das Nervensystem harmonisiert (vegetative Umstimmung). Bei konstitutioneller Schwäche (Asthenie) kann das Schröpfen kräftigend und anregend wirken.

Schröpfkopfmassage

Die Schröpfkopfmassage ist eine Abwandlung des trockenen Schröpfens. Das zu behandelnde Hautareal wir zunächst mit Hautöl eingerieben und dann mit Hilfe der angesetzten Schröpfgläser massiert. Eine Schröpfkopfmassage kann Verspannung lösen und die Muskulatur lockern. Außerdem wird sie vorbereitend für andere naturheilkundliche Therapieverfahren angewendet.

Blutegeltherapie

Die Blutegeltherapie ist eine der ältesten Heilmethoden, die wir kennen, und zählt zu den ausleitenden, entgiftenden Verfahren. Mittlerweile wird diese Art der Behandlung auch bei uns wieder vermehrt eingesetzt. Studien weisen die Wirksamkeit der Therapie nach.

Die im Speichel des Egels enthaltenen Substanzen sind blutgerinnungshemmend, aber auch antithrombotisch, gefäßkrampflösend und lymphstrombeschleunigend.

Indikationen für eine Blutegelbehandlung sind zum Beispiel Gefäßentzündungen, Arthrose, Arthritis, Krampfadern,

Tinnitus, Blutergüsse und so weiter.

Gezüchtet werden die Egel in speziellen Zuchtbetrieben. Von der Züchtung bis zum ersten Biss bleiben sie nüchtern. So ist gewährleistet, dass die Egel keine Krankheiten und Erreger übertragen können.
Jeder dieser kleinen Blutsauger bleibt einem einzigen Patienten vorbehalten, denn aus hygienischen Gründen ist das mehrmalige Aufsetzen auf unterschiedliche Patienten verboten.

Die Behandlung ist praktisch nebenwirkungsfrei. Die Bissstelle kann später als kleine Narbe sichtbar bleiben, meist verblasst sie aber und ist später kaum mehr zu sehen.

Therapeutische Frauen-Massage

Ein unglaublich sanftes Konzept für die Behandlung von Beschwerden in den unterschiedlichen Lebensphasen der Frau!
Pubertät: Die Behandlung gibt den Mädchen ein positives Gefühl für die Vorgänge in Ihrem Körper, auch schon vor der ersten Regelblutung.
Kinderwunsch: Durch die harmonisierende Wirkung auf die Hormonbalance kann sich die Therapie positiv auf die Empfängnisbereitschaft auswirken
Zyklusbeschwerden: Auch bei Menstruations- und anderen gynäkologischen Beschwerden ist die Frauen-Massage eine wertvolle Hilfe. http://www.therapeutischefrauenmassage.de/
Schwangerschaft: Die Behandlung hilft behutsam, den Körper

an die veränderten Bedingungen anzupassen, bereitet auf eine sanfte Geburt vor und stärkt die Bindung der werdenden Mama und dem Kind. Nach der Geburt fördert sie die Rückbildung der Gebärmutter und kann Blasenproblemen entgegen wirken

Wechseljahre: Die unterschiedlichen Beschwerden im Klimakterium können positiv beeinflusst werden.

Craniosacrale Therapie

Bei der Craniosacralen Therapie handelt es sich um eine sanfte Behandlungsform, die sich aus der Osteopathie entwickelt hat. Ende der 1970er Jahre erlangte die Craniosacrale Therapie dank John E. Upledger mehr und mehr Bekanntheit. Er entwickelte die Techniken weiter und verfeinerte sie.

Zwischen Kopf und Kreuzbein befindet sich das Rückenmark.

cranium = Kopf

sacrum = Kreuzbein

Gehirn und Rückenmark schwimmen im Liquor, der Gehirn-Rückenmarksflüssigkeit, und folgen in ihrer Bewegung ihrem eigenen Rhythmus. Durch Blockaden innerhalb des Craniosacralen Systems gerät diese Bewegung aus dem Rhythmus.

Mittels sanfter Grifftechniken versucht der Therapeut, diese Blockaden zu lösen, um den Craniosacralen Rhythmus wiederherzustellen. Die Behandlung findet im Liegen statt, der Patient ist dabei angezogen. Der Therapeut arbeitet bei der Behandlung überwiegend am Schädel, Zungenbein, Nacken, Brustkorb, Zwerchfell, an der Lendenwirbelsäule und am

Becken.
Die Behandlung ist in der Regel schmerzfrei und für Patienten jeden Geschlechts und Alters geeignet.

Vitalpilze in der naturheilkundlichen Praxis

Seit Jahrhunderten wichtiger Bestandteil in der TCM (traditionelle chinesische Medizin), findet die Mykotherapie auch hier bei uns immer mehr Anklang.
Die Wirksamkeit der verschiedenen Pilze beruht auf ihrem hohen Gehalt an Vitaminen, Spurenelementen, Mikronährstoffen und Pflanzenstoffen. Die Wirksamkeit wurde mittlerweile sogar in Studien belegt.
Der Wirkmechanismus der Pilze entfaltet sich unter anderem über das Immunsystem. Interleukine (Botenstoffe der Zellen des Immunsystems) werden
freigesetzt, natürliche Killerzellen werden stimuliert, das Zellwachstum bösartiger Tumore zum Beispiel wird gehemmt. Dies ist gerade in der Krebstherapie von Vorteil und großem Nutzen. Auch Nebenwirkungen einer Chemotherapie können gemildert werden. Freie Radikale (eine aggressive Sauerstoff-Verbindung, die unsere Zellen angreift und imstande ist, sie funktionsuntüchtig zu machen) können abgefangen, oxidativem Stress (fördert Freie Radikale) kann vorgebeugt werden. Aber auch klassische Zivilisationskrankheiten wie etwa Diabetes mellitus, Bluthochdruck, Gicht, aus dem Gleichgewicht geratene Cholesterinwerte können, zusammen mit einer angepassten Ernährungs- und Lebensweise,

angegangen werden. Wechseljahresbeschwerden, Rheuma, Durchblutungsstörungen, Fibromyalgie, Darmentzündungen, Erschöpfungszustände – dies sind nur ein paar von weiteren Indikationen für den Einsatz der Heilpilze.

Da diese Pilze eine stark entgiftende Wirkung haben, sollten sie nie in Eigenregie ausgewählt und eingenommen werden. Die Auswahl des richtigen Pilzes bedarf eines ausführlichen Anamnesegesprächs und sollte daher in Absprache mit einem Therapeuten geschehen.

Die wohl bekanntesten Heilpilze sind sicherlich der Reishi und der Shiitake.

Das Einsatzgebiet des Reishi umfasst zum Beispiel:
- Arteriosklerose
- Durchblutungsstörungen
- Cholesterinungleichgewicht
- Schlafstörungen
- Bluthochdruck
- Allergien

Er verbessert die Sauerstoffaufnahme im Körper und hat eine antientzündliche Wirkung.

Die Wirkung des Shiitake definiert sich über seine immunmodulierende Wirkung.
Infektanfälligkeit, Durchblutungsstörungen, Tumorerkrankungen, Gicht und Hepatitis sind nur einige wenige Anwendungsgebiete.

Weitere Heilpilze, die in der Naturheilkunde Anwendung finden, sind unter anderem:

- Cordyceps
- Hericium
- Maitake
- Polyporus
- Coriolus
- Auricularia

Milchsäure-Infusionen in der naturheilkundlichen Praxis

Es gibt rechtsdrehende Milchsäure [L(+)] sowie linksdrehende Milchsäure [L(-)].

Linksdrehende Milchsäure entsteht durch Gärungs- und Fäulnisprozesse im Darmtrakt und führt zur Gerinnung des Fibrinogens in den Blut-, Lymph- und Liquorsystemen unseres Körpers und so zu einer falschen Zusammensetzung der Körpersäfte, zu Stauungen und Verhärtungen, zu Ablagerungen und degenerativen Veränderungen im Bindegewebe. Schmerzzustände im Körper werden zum Beispiel durch pathologische linksdrehende Milchsäureübersäuerungen und Fibrinogengerinnungen verursacht.

Weil linksdrehende Milchsäure nicht allein über die Nieren ausgeschieden werden kann, muss sie entweder mit Kalzium, Eisen, Selen oder anderen Stoffen Verbindungen eingehen, um ausgeschieden zu werden. Nimmt linksdrehende Milchsäure überhand, kann es auch zur Harnsäurebindung in den

Gelenken sowie zu Gefäßablagerungen durch Cholesterin kommen, wodurch rheumatische oder arteriosklerotische Beschwerden entstehen. Diese lassen sich jedoch durch die rechtsdrehende Milchsäure schnell abbauen. Mit rechtsdrehender L(+)-Milchsäure lässt sich die Gerinnung des Fibrinogens im Blut aufheben beziehungsweise auflösen. Schmerzzustände lassen sich so lösen, Übersäuerungen werden aufgehoben.

Empfehlenswert sind zwei Infusionen pro Woche in einem Zeitraum von fünf Wochen sowie eine parallel laufende unterstützende Therapie des Stoffwechsels.

Indikationen für die Milchsäure-Therapie:

- Chronisches Ermüdungssyndrom
- Allergien
- rheumatische Erkrankungen
- Wechseljahresbeschwerden
- Immunschwäche
- Durchblutungsstörungen
- Hautkrankheiten
- Migräne / chronischer Kopfschmerz
- erhöhte Cholesterin- und Leberwerte
- Darmerkrankungen

Histaminintoleranz

Histamin ist ein natürlich im Körper vorkommender Eiweißbaustein.

Als Gewebshormon ist Histamin an vielen körperlichen Funktionen beteiligt, zum Beispiel stimuliert es die Magensaftsekretion und erweitert die Gefäße. Als Neurotransmitter reguliert es den Schlaf-Wach-Rhythmus und wirkt bei der Appetitkontrolle und bei der Gedächtnisbildung mit.

Als Entzündungsmediator spielt Histamin bei vielen Abwehrreaktionen eine entscheidende Rolle – bei physiologischen sowie bei allergischen.

Histamin wird nach Kontakt mit Allergenen aus den Mastzellen freigesetzt. In Lebensmitteln kommt Histamin ebenfalls vor – meist ohne die geringsten Probleme zu machen. Da sich der Körper wirksam vor dieser biologisch hochpotenten Substanz schützen muss, gibt es bereits im Darm eine erste Barriere gegen Histamin.

Bei vielen Menschen verursacht Histamin allerdings teils erhebliche Unverträglichkeitsreaktionen.
Die Symptome sind denen einer Allergie sehr ähnlich:

- Kopfschmerzen
- Verdauungsbeschwerden
- Nesselsucht (Juckreiz und Quaddelbildung auf der Haut)
- Triefnase
- Atemnot
- Herzrhythmusstörungen
- Blutdruckabfall

Im Gegensatz zu den meisten Unverträglichkeiten können hier manchmal auch lebensbedrohliche Schockzustände eintreten.

Zusätzlich leiden Menschen mit Histaminintoleranz häufig unter verschiedenen Begleitsymptomen wie Hitzewallungen, Müdigkeit, Erschöpfung, Antriebslosigkeit, Konzentrationsstörungen, innere Unruhe, Nervosität, Stimmungsschwankungen.

Als Ursache für diese Intoleranz kommt ein Mangel am histaminabbauenden Enzym DAO infrage, aber auch Darmfehlbesiedlungen.

Wichtig ist es also unter anderem, den Darm wieder hübsch herzurichten, damit das Histamin wieder normal abgebaut werden kann.

Galvanische Ströme im Mund, oder: „Die Mundbatterie“

Die Ströme entstehen durch verschiedene Metalle der Zahnfüllungen in Kombination mit unserem Speichel im Mund.

Füllungen, Kronen, Brücken, Prothesen, Zahnspangen, Amalgam, Gold ... hierbei können Spannungen von bis zu eintausend Millivolt entstehen. Stärkere Ströme können durch Bakterien oder bestimmte Nahrungsmittel hervorgerufen werden.

Wir provozieren also Elektrosmog im Mund, auf den unsere Körper empfindlich reagieren können.

Allergien, Schleimhautreizungen, Mundschleimhautentzündungen, Zungenbrennen, metallischer Geschmack im Mund sind nur ein paar Probleme, die möglicherweise dadurch auftreten. Auch Organfunktionen können durch die Mundbatterie gestört werden.

Säureüberschuss im Gewebe

Unsere meist ungesunde Lebensweise bringt oftmals eine pH-Wert Verschiebung des Blutes mit sich. Normalerweise sollte der Blut-pH-Wert bei 7,4 und somit im basischen Bereich liegen. Schon kleinste Abweichungen können zu Störungen im System führen.

Stress ist neben falscher Ernährung, und daraus resultierendem Nährstoffmangel, die Hauptursache für eine Übersäuerung des Körpers.

Stress verändert den Hormonhaushalt. Die Stresshormone Cortisol, Noradrenalin und Adrenalin werden vermehrt ausgeschüttet. Dies geht wieder zu Lasten anderer Hormone und auch der Nährstoffe.

Stress lässt uns verkrampfen, der Nährstoffmangel ist Ursache für eine Unterversorgung des Gewebes, es wird nicht mehr ausreichend Sauerstoff transportiert. Anfallende Milchsäure kann nicht mehr abtransportiert, abgebaut werden. Der Körper übersäuert.

Mögliche Anzeichen einer Übersäuerung sind zum Beispiel Schlafstörungen, anhaltende Müdigkeit, Muskelkrämpfe und Muskelschmerzen, Infektanfälligkeit, Haarausfall, Sodbrennen. Chronische Schmerzen, Arthrose, Gicht, Allergien, Bluthochdruck, Arteriosklerose, Osteoporose können unter anderem aus einer chronischen Übersäuerung entstehen.

Hormonelle Verhütung und die Folgen

Die Pille einzunehmen, ist der bequemste und auch der nahezu sicherste Weg, um zu verhüten. Der Pearl-Index der Pille liegt bei 0,1 bis 0,9. Der Pearl-Index gibt an, wie sicher ein Verhütungsmittel ist.

Viele junge Mädchen beginnen jedoch mittlerweile mit zwölf bis vierzehn Jahren mit der Pilleneinnahme. Oftmals bekommen sie die Pille von ihrem Frauenarzt verschrieben, um das Hautbild zu verbessern oder um „den Zyklus zu stabilisieren". Doch wie kann ich einen Zyklus mit der Pille stabilisieren?! Die Pille enthält künstliche Hormone und blockiert so die natürliche Produktion der weiblichen Hormone Östrogen und Progesteron. Es ist ein regelrechter Eingriff in den natürlichen Hormonzyklus. Die Gabe von künstlichen Hormonen kann den natürlichen Zyklus nicht regulieren. Sie unterdrückt den natürlichen Zyklus und die natürliche Hormonproduktion. Der Körper muss erst noch lernen, mit der neuen Hormonflut umzugehen und sie selbstständig zu regulieren.

Das GnRH (Gonadotropin-Releasing-Hormon) ist ein Hormon, welches im Hypothalamus gebildet wird und sich aus Aminosäuren zusammensetzt. In der Hypophyse regt es die Freisetzung und Ausschüttung der Hormone LH und FSH an, welche Einfluss auf Follikelreife und Eisprung haben.

Durch die Einnahme der Pille wird die GnRH-Bildung gehemmt und somit auch die Bildung von FSH und LH. Eireife und Eisprung werden unterdrückt. Aber auch der Aufbau der

Gebärmutterschleimhaut und des Schleims am Gebärmutterhals werden verändert und so für Spermien nur schwer durchdringbar.

Die Hormone der Pille täuschen dem Körper eine Schwangerschaft vor. Es finden keine Eisprünge mehr statt, die Funktion der Eierstöcke wird durch einen Eingriff in den Hormonhaushalt blockiert.

Die Minipille bewirkt, dass sich der Schleimpfropf im Gebärmutterhals nicht verflüssigt. Das Spermien diesen Pfropf durchdringen ist nahezu unmöglich.

Frauen, die lange die Pille eingenommen haben und sie dann absetzen, benötigen einige Zeit bis sich der Zyklus wieder normalisiert und alles seinen natürlichen Gang nimmt.

Ein Hormonspeicheltest bringt Aufschluss darüber, wie die aktuelle Hormonlage ist.

Bei Beschwerden während des Zyklus, bei Menstruationsbeschwerden, zu lange oder zu kurze Blutungsdauer, Kinderwunsch, Wechseljahrsbeschwerden ist es immer hilfreich, über den Speichel die Hormone checken zu lassen um dann eine entsprechende naturheilkundliche Behandlung zu beginnen.

Zur Person:

Verantwortlich für den Inhalt (gem. § 55 Abs. 2 RStV):

Alexandra Nau
Kamperstr. 8
42555 Velbert-Langenberg
Telefon: 02324/707755
E-Mail: info@naturheilpraxis-alexandra-nau.de

http://www.naturheilpraxis-alexandra-nau.de/

Umsatzsteuer-ID:
Umsatzsteuer-Identifikationsnummer nach §27a
Umsatzsteuergesetz: 323/5076/3020
Aufsichtsbehörde: Gesundheitsamt Schwelm

Berufsbezeichnung: Heilpraktiker

Berufsbezeichnung verliehen im Land: Deutschland

Berufshaftpflichtversicherung: Continentale

Geltungsbereich: Deutschland